中文翻译版

微创与机器人结直肠外科新技术

Advanced Techniques in Minimally Invasive and Robotic Colorectal Surgery

第2版

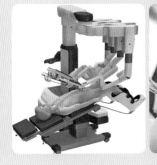 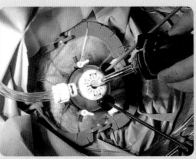 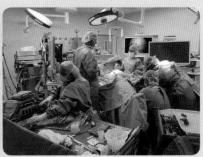

主　编　〔美〕奥文茨・巴尔达克乔奥卢

（Ovunc Bardakcioglu）

主　译　杜晓辉　张忠涛

科学出版社

北　京

图字：01-2022-0145 号

内 容 简 介

本书由美国内华达大学医学院奥文茨博士联合 39 位知名的结直肠外科专家共同执笔，全面系统地阐述了达芬奇机器人 Xi 平台在右半结肠切除术、左半结肠切除术、全结肠切除术、腹会阴联合切除术等术式中的操作要点和技巧，系统介绍了经肛门全直肠系膜切除术（TaTME）等前沿技术的操作步骤。书中既详细解析了机器人手术系统在各种术式中的操作流程，又结合作者自身实践经验毫无保留地总结了实际操作过程中的技巧，以及对于相关并发症的处理要点，为临床安全开展诊疗活动提供了理论与实践指导。

本书适合结直肠外科各级临床医师、进修医师和研究生参考学习，能够帮助结直肠外科临床医师缩短学习曲线，提升手术技巧，尽快熟练掌握以机器人手术为代表的结直肠微创外科技术。

图书在版编目（CIP）数据

微创与机器人结直肠外科新技术：原书第2版/（美）奥文茨·巴尔达克乔奥卢（Ovunc Bardakcioglu）主编；杜晓辉，张忠涛主译.—北京：科学出版社，2023.9
书名原文：Advanced Techniques in Minimally Invasive and Robotic Colorectal Surgery
ISBN 978-7-03-076329-7

Ⅰ.①微⋯ Ⅱ.①奥⋯ ②杜⋯ ③张⋯ Ⅲ.①腹腔镜检－应用－结肠疾病－外科手术②腹腔镜检－应用－直肠疾病－外科手术③机器人技术－应用－结肠疾病－外科手术④机器人技术－应用－直肠疾病－外科手术 Ⅳ.①R656.9②R657.1

中国国家版本馆CIP数据核字（2023）第169696号

责任编辑：王海燕 肖 芳/责任校对：张 娟
责任印制：师艳茹/封面设计：吴朝洪

First published in English under the title
Advanced Techniques in Minimally Invasive and Robotic Colorectal Surgery
Edited by Ovunc Bardakcioglu, edition: 2
Copyright © Springer Nature Switzerland AG, 2019
This edition has been translated and published under licence from
Springer Nature Switzerland AG.

科学出版社 出版
北京东黄城根北街 16 号
邮政编码：100717
http://www.sciencep.com

北京汇瑞嘉合文化发展有限公司 印刷
科学出版社发行 各地新华书店经销
*

2023 年 9 月第 一 版 开本：787×1092 1/16
2023 年 9 月第一次印刷 印张：13
字数：287 000

定价：188.00 元
（如有印装质量问题，我社负责调换）

译者名单

主　　译　　杜晓辉　张忠涛

副 主 译　　晏　阳　李松岩

译者名单　（按姓氏汉语拼音排序）

陈玉辉　解放军总医院第一医学中心

杜晓辉　解放军总医院第一医学中心

冯子夜　解放军总医院第一医学中心

付　泽　解放军总医院第一医学中心

胡时栋　解放军总医院第一医学中心

黄晓天　解放军总医院第一医学中心

焦亚楠　解放军总医院第一医学中心

李　浩　解放军总医院第一医学中心

李松岩　解放军总医院第一医学中心

李宇轩　解放军总医院第一医学中心

刘帛岩　解放军总医院第一医学中心

刘昕炜　解放军总医院第一医学中心

柳辛墨　解放军总医院第一医学中心

马兆福　解放军总医院第一医学中心

滕　达　解放军总医院第一医学中心

王天泽　解放军总医院第一医学中心

晏　阳　解放军总医院第一医学中心

杨　宇　解放军总医院第一医学中心

杨华夏　解放军总医院第一医学中心

杨佳启　解放军总医院第一医学中心

杨星朋　解放军总医院第一医学中心

张忠涛　首都医科大学附属北京友谊医院

赵鹏跃　解放军总医院第一医学中心

主编简介

Ovunc Bardakcioglu

医学博士

美国外科医师协会会员

美国结直肠外科医师协会会员

美国内华达州拉斯维加斯内华达大学

编者名单

Ahmed Al-Khamis, MD, MSc (Epi), FRCSC Department of Colon and Rectal Surgery, Advocate Lutheran General Hospital, Park Ridge, IL, USA

Elliot G. Arsoniadis, MD Department of Colorectal Surgery, Cleveland Clinic Florida,Weston, FL, USA

Deniz Atasoy, MD Department of General Surgery, Acibadem Mehmet Ali Aydinlar University, School of Medicine, Istanbul, Turkey

Bilgi Baca, MD Department of General Surgery, Acibadem Mehmet Ali Aydinlar University, School of Medicine, Istanbul, Turkey

Atakent Acibadem Hastanesi, Kucukcekmece/ Istanbul, Turkey

Ovunc Bardakcioglu, MD, FACS, FASCRS Division of Colon and Rectal Surgery, UNLV School of Medicine, Las Vegas, NV, USA

Amir Bastawrous, MD, MBA Swedish Medical Center, Swedish Colon and Rectal Clinic, Seattle, WA, USA

Richard C. Baynosa, MD, FACS Department of Plastic Surgery, University of Nevada, Las Vegas School of Medicine, Las Vegas, NV, USA

Patrick Berg, MD Department of Surgery, UNLV School of Medicine, Las Vegas, NV, USA

Manish Chand, MBBS, FRCS, FASCRS, MBA, PhD Division of Surgery and Interventional Sciences, University College Hospital, London, UK

Robert K. Cleary, MD Department of Surgery, St Joseph Mercy Hospital, Ann Arbor, MI, USA

Samuel Eisenstein, MD Department of Surgery, UC San Diego, La Jolla, CA, USA

Phillip Fleshner, MD Division of Colon and Rectal Surgery, Cedars-Sinai Medical Center, Los Angeles, CA, USA

Garrett Friedman, MD University of Nevada Las Vegas, Las Vegas, NV, USA

Joshua J. Goldman, MD Department of Plastic Surgery, University of Nevada, Las Vegas School of Medicine, Las Vegas, NV, USA

Emre Gorgun, MD, FACS, FASCRS Department of Colorectal Surgery, Cleveland Clinic, Cleveland, OH, USA

Aimee Gough, MD Department of Surgery, Wyoming Medical Center, Casper, WY, USA

Brooke Gurland, MD Department of General Surgery, University of Stanford, Palo Alto, CA, USA

Eric Haas, MD Division of Colon and Rectal Surgery, Houston Methodist Hospital, Houston, TX, USA

Ismail Hamzaoglu, MD Department of General Surgery, Acibadem Mehmet Ali Aydinlar University, School of Medicine, Istanbul, Turkey

Cristina R. Harnsberger, MD Department of Colon and Rectal Surgery, University of Massachusetts Medical School, Worcester, MA, USA

Craig S. Johnson, MD Department of Surgery, Oklahoma Surgical Hospital, Tulsa, OK, USA

Tayfun Karahasanoglu, MD Department of General Surgery, Acibadem Mehmet Ali Aydinlar University, School of Medicine, Istanbul, Turkey

Shawna R. Kleban, MD Department of Plastic Surgery, University of Nevada, Las Vegas School of Medicine, Las Vegas, NV, USA

Kunal Kochar, MD Department of Colon and Rectal Surgery, Advocate Lutheran General Hospital, Park Ridge, IL, USA

David W. Larson, MD Division of Colon and Rectal Surgery, Mayo Clinic, Rochester, MN, USA

Sang W. Lee, MD Division of Colorectal Surgery, University of Southern California, Keck School of Medicine, Los Angeles, CA, USA

Amy L. Lightner, MD Division of Colon and Rectal Surgery, Mayo Clinic, Rochester, MN, USA

Shanglei Liu, MD, MAS Department of General Surgery, University of California San Diego, San Diego, CA, USA

Joshua MacDavid, MD Department of Surgery, UNLV School of Medicine, Las Vegas, NV, USA

Slawomir Marecik, MD, FACS, FASCRS Department of Colon and Rectal Surgery, Advocate Lutheran General Hospital, Park Ridge, IL, USA Department of Colorectal Surgery, University of Illinois at Chicago, Chicago, IL, USA

Rachel Martin, MD Department of Colorectal Surgery, Colon and Rectal Clinic of Orlando, Orlando, FL, USA

Justin A Maykel, MD Department of Colon and Rectal Surgery, University of Massachusetts Medical School, Worcester, MA, USA

Erik R. Noren, MD Department of General Surgery, University of Southern California, Keck School of Medicine, Los Angeles, CA, USA

John J. Park, MD Department of Colon and Rectal Surgery, Advocate Lutheran General Hospital, Park Ridge, IL, USA

Kristen Rumer, MD, PhD Department of General Surgery, University of Stanford, Palo Alto, CA, USA

Dana Sands, MD Department of Colorectal Surgery, Cleveland Clinic Florida, Weston, FL, USA

Ipek Sapci, MD Department of Colorectal Surgery, Cleveland Clinic, Cleveland, OH, USA

António S. Soares, MD, MSc Division of Surgery and Interventional Sciences, University College Hospital, London, UK

Mark Soliman, MD Department of Colorectal Surgery, Colon and Rectal Clinic of Orlando, Orlando, FL, USA

Karen Zaghiyan, MD Division of Colon and Rectal Surgery, Cedars Sinai Medical Center, Los Angeles, CA, USA

腹腔镜技术的应用开创了结直肠外科微创化时代，而机器人手术系统则引领微创化时代进入了新的阶段。自 2001 年文献报道国际首例机器人乙状结肠切除术以来，随着技术进步和设备更新，越来越多的外科医师选择机器人手术系统开展临床实践，"星星之火"大有"燎原"之势。另外，国内机器人结直肠外科起步较晚，目前尚缺乏高质量多中心随机对照研究结果的有力支撑。因此，面对机器人手术的浪潮，结直肠外科医师要重视规范应用和客观评价，国外机器人外科前沿技术的相关专著为我们系统掌握此技术提供了宝贵的学习机会。

美国内华达大学医学院结直肠外科专家 Ovunc Bardakcioglu 于 2015 年编著出版了第 1 版《微创与机器人结直肠外科技术》，经由我们翻译后在国内一经上市就获得了广大同道的瞩目。随着新技术、新理念在结直肠微创外科的迅猛发展，应运而生的第 2 版《微创与机器人结直肠外科新技术》在对机器人结直肠外科进行回顾和展望后，重点聚焦达芬奇机器人 Xi 平台在右半结肠切除术、左半结肠切除术、全结肠切除术、腹会阴联合切除术等术式中的操作要点和技巧，系统介绍了经肛门全直肠系膜切除术（TaTME）等前沿技术的操作步骤，将机器人手术的具体实施方案以图文并茂的形式细化到每一个章节。

"鹤鸣于九皋，声闻于天。"我们强烈推荐本书作为结直肠外科医师培训及教学参考用书，殷切期望本书作为结直肠微创外科的入门教材能够给各级临床医师带来感悟和思考，共同促进诸如机器人经肛门微创手术（TAMIS）等新兴技术在国内的推广应用，以微创、高效的临床实践给广大患者带来福音。

杜晓辉

中国研究型医院学会结直肠肛门专科专业委员会主任委员

解放军医学院及南开大学医学院博士生导师

解放军总医院第一医学中心普通外科医学部主任

　　执业医师临床技术与理念的提高离不开临床专著的指导。专著的内容丰富多样，包括病因学、诊断学、并发症处理等并配以示例图册说明。Ovunc Bardakcioglu 博士于2015 年出版的第 1 版《微创与机器人结直肠外科技术》，详细介绍了腹腔镜与机器人结直肠外科新技术，而第 2 版将主要聚焦在机器人结直肠外科的前沿技术。这部著作包括 18 章，Ovunc Bardakcioglu 博士联合佛罗里达州克利夫兰诊所结直肠外科的 Brooke Gurland 和 Dana Sands 等业内众多知名专家精心编写了这部著作，详细阐述了机器人结直肠外科领域主要进展。随着微创外科设备与技术的不断改进，新技术新理念的不断涌现，我坚信 Ovunc Bardakcioglu 博士和他的同事们将不断引领该领域进步。我认为，腹腔镜、机器人、内镜等微创手术的优势在于避免了传统的开腹操作。目前，机器人外科可以实施结直肠外科领域的全部手术。我认为技术的提高、理念的创新可以为患者带来更大的收益，我很荣幸为 Ovunc Bardakcioglu 博士的临床专著《微创与机器人结直肠外科新技术》（第 2 版）撰写序。我竭力向本专业的执业医师推荐此书。

Steven D. Wexner

医学博士、哲学博士、美国外科医师学会会员

英国皇家外科医师学会会员

爱尔兰皇家外科医师学会会员

美国佛罗里达州韦斯顿克利夫兰诊所消化系统疾病中心结直肠外科

2018 年 10 月

第 1 版于 2015 年出版，是一部系统性介绍腹腔镜与机器人结直肠外科手术的临床著作，在业内激起了很大反响。自第 1 版著作出版以来，机器人外科技术与理念不断提升，其在结直肠外科领域的应用也越来越受到关注。

第 1 版著作中依托达芬奇机器人 Si 平台，介绍了包括经肛门微创技术等新术式。本部著作依托达芬奇机器人 Xi 平台，详细介绍了经肛门全直肠系膜切除术（TaTME），极大地改变了直肠手术的操作路径。因此，第 2 版以全新的主题对第 1 版进行了补充。

这两部著作聚焦了结直肠微创外科领域的新技术、新业务，为外科执业医师从事机器人等微创外科新技术提供了重要参考。我希望本书有助于外科医师掌握这些新技术，造福广大患者。

Ovunc Bardakcioglu

美国内华达州拉斯维加斯

致　谢

致我的父亲

　　——我的人生导师及我心目中最有才华的外科医生。

Ovunc Bardakcioglu

目 录

第 1 章

腹腔镜辅助结直肠息肉切除术

Erik R. Noren，Sang W. Lee

一、简介

本章主要阐述腹腔镜辅助息肉切除术的历史概况及手术技巧。此外，还探讨了技术的变革和操作技术的演进，并重点总结手术过程中的技巧，期望对相关手术的开展提供指导和帮助，并共同将该技术拓展到更多复杂疾病的诊治中。最后，对一些复杂病例的特殊注意事项进行了重点讨论，以期为相关并发症的处理提供指导。

二、背景

结直肠镜检查的推广应用不仅大幅度降低了结直肠癌的总体发病率和死亡率，而且使越来越多复杂的息肉病例得以发现。因复杂的息肉不适宜内镜切除，多数患者需要通过结肠部分切除术来进行治疗。据统计，美国结直肠息肉的手术量从 2000 年的每 10 万患者 5.9 例显著增加到 2014 年的每 10 万患者 9.4 例，这意味着每年有超过 28 000 例患者因良性病变而行结肠切除术。尽管腹腔镜结直肠手术和加速康复外科的进展显著缩短了切口长度，降低了手术费用和并发症的发生率，但因良性息肉行结肠部分切除术的患者术后仍有较高的复发率。

内镜联合腹腔镜辅助下的息肉切除术于 1993 年被首次提出，其属于内镜联合腹腔镜手术（combined endoscopic and laparoscopic surgery，CELS），适应证主要为复杂的良性息肉病变。该术式可使患者避免进行结肠部分切除术。随后一些改良的手术方式相继问世，包括腹腔镜辅助结肠壁楔形切除术和内镜联合腹腔镜辅助下的全层切除术。在随后的二十多年的时间里，多项研究已证实这种针对复杂息肉病变的术式具有良好的安全性和有效性。对 CELS 诊治经验的系统回顾发现，结肠局部切除术的并发症发生率较低，成功率较高（74% ～ 91%）。长期随访显示，腹腔镜辅助下的息肉切除术后病理学证实为良性息肉的患者均未出现癌变。

成本分析表明，除了对患者有益之外，CELS 还有利于节约医疗资源。大多数行 CELS 的患者可在手术当天或第二天出院。因此，尽管 CELS 的应用增加了设备成本，但住院时间短、周转快所节约的医疗资源远超增加的设备成本。Sharma 等研究发现，CELS 术式总体费用约为 6554 美元 / 例，而腹腔镜辅助的结肠部分切除术的费用为

12 585 美元 / 例，开腹切除术的费用约为 18 216 美元 / 例。

CELS 的适应证主要为不适合内镜下切除的复杂良性息肉病变。这类复杂息肉通常体积较大或位于肠腔皱褶处、肝曲或脾曲处、阑尾开口附近或回盲瓣上。息肉不论是否有蒂，只要外观柔软、边界规则、没有中央凹陷或溃疡且可通过黏膜下注射液体至病变抬起，即符合手术指征。当用内镜窄波成像技术观察时，对于具有不规则血管或中央凹陷的息肉应当警惕浸润性恶性肿瘤的可能，并谨慎评估是否可以施行 CELS。

三、术前准备

拟施行 CELS 患者的术前评估应当包括全面的病史采集和体格检查，特别需要注意结直肠癌和炎性肠病的家族史。根据患者年龄和合并症进行适当的心肺评估。仔细阅读结直肠镜和病理报告，以及其他影像学资料来最终确定患者是否适用 CELS。

知情同意书签署时需要告知患者，如果病变无法通过 CELS 进行切除或术中评估息肉疑似癌变，手术医师将改变手术方式进行腹腔镜下结肠切除术。使用 CELS 进行息肉切除后，若快速冷冻病理结果提示癌变，则需行腹腔镜结肠切除术。

术前一天需进行充分的肠道准备，这是内镜操作的严格要求。此外，亦可在术前 1 小时给予肝素皮下注射及抗生素静脉注射以预防血栓及感染。

四、手术室布置和患者体位

诱导麻醉后，患者取改良截石位，充分暴露会阴区和腹部。因为手术台在整个手术过程中经常进行调整，所以务必将患者的双臂小心收拢在患者双侧并确保手、手腕和所有着力点有足够的衬垫。常规放置胃管、导尿管并在双侧下肢应用气动加压装置。

显示器的摆放位置取决于病变所在的位置。病变位于右侧结肠时，医师和助手站在患者的左侧，显示器位于患者右侧稍微偏向肩部和头部（图 1-1）。病变位于左侧结肠则相反，显示器置于患者左侧偏向腰部和足部的位置。病变位于横结肠时，显示器应放置在患者头侧，操作内镜的医师立于患者两腿之间。内镜检查车（包括高清显示器和 CO_2 气腹机）通常与腹腔镜显示器位于同一侧以便于术者进行观察和评估。

更重要的是，除了 CELS 所需的设备之外，若术中评估需要进行腹腔镜结肠切除术，还要准备该术式所需的设备。

五、Trocar 位置

腹部 Trocar 位置的选择取决于病变的位置。通常是在术中内镜下检查明确病变位置且经评估具有 CELS 适应证后，才选择合适的 Trocar 孔位置。

在脐周放置一个 5mm 的 Trocar 并建立气腹，以便腔镜进入腹腔。腹腔镜置入后可在内镜的辅助下对病变进行定位。建议在手术过程中使用高清柔性腹腔镜，以便提高移

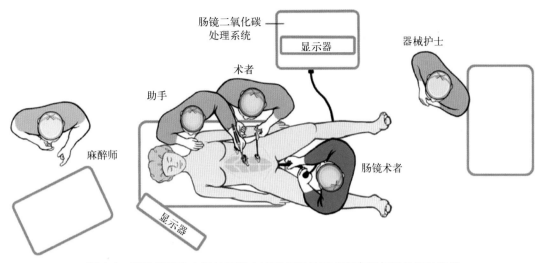

图 1-1　腹腔镜辅助右侧结肠息肉病变切除的手术室布置与设备摆放位置

动过程中的可视性和操作的便捷性。在腹腔两侧放置一对 5mm 的操作 Trocar（也可用 3mm 的微型腹腔镜 Trocar 代替），从而实现对病变位置的三角定位以方便后续的操作。对于降结肠的病变，通常将 Trocar 置于腹部右下象限和耻骨联合上方的位置；而对于升结肠的病变，将 Trocar 置于左下象限和耻骨联合上方。对于横结肠的病变可通过在横结肠上下各放置一个 5mm 的 Trocar 来进行操作。

六、手术步骤

见表 1-1。

表 1-1　手术步骤及其难度分级

手术步骤	技术难度（1 ~ 10 级）
1. 结肠镜检查	1
2. 游离	2 ~ 4
3. 息肉切除术	3
4. 全层 CELS	7
5. 结肠镜辅助腹腔镜下盲肠部分切除术	3
6. 密闭性检测	2

（一）结肠镜检查

CELS 术式使用内镜时，注入气体优先选择 CO_2，因为 CO_2 具有更大的吸收速率，能够减轻结肠扩张，从而优化腹腔镜和内镜下视野。

术中内镜医师应先插入结肠镜确定病变的位置、大小，并充分评估病变的硬度、与肠壁褶皱的浸润深度、是否存在膨胀性生长、是否存在凹陷或溃疡等相关特征。在确认病变可以行 CELS 后，外科医师可以根据前文所述选择切口及 Trocar 的位置。

（二）游离

与单独的内镜检查方法相比，CELS 的最大优势是能够从肠壁外操作。息肉的位置往往决定操作的难易程度。多数情况下需要移动病变所在位置处结肠。

位于皱襞边缘或后侧的息肉很难通过内镜直接触及并进行观察。通过腹腔镜操作可以移动并重新定位结肠病变位置，从而显露病变以便进行内镜下切除（图 1-2）。瘢痕组织部位的息肉显露比较困难，往往要通过游离其他部位的结肠以充分伸展肠壁从而显露息肉。此外，位于结肠系膜侧或腹膜后侧的息肉需要使用腹腔镜对结肠的相应部分进行游离。这与腹腔镜结肠切除术的操作相似，利用电刀或电钩沿肠壁外组织间隙游离相应肠段。

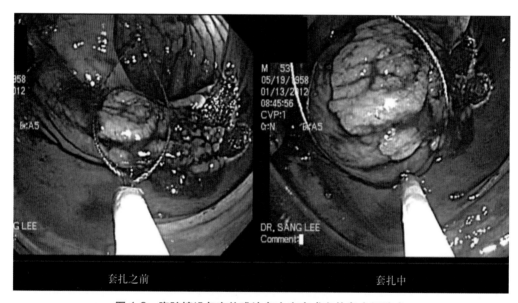

图 1-2　腹腔镜设备定位难治息肉来完成套扎息肉切除术

（三）息肉切除术

采用生理盐水或白蛋白稀释靛蓝胭脂红或亚甲蓝（50∶50）后，用内镜注射针进行黏膜下注射从而标记病变位置并抬起息肉。注射到黏膜下层可以在息肉与肌层之间形成一个宽阔且光滑的缓冲区域。若未能产生这种效果，则意味着可能注射进了深层的结肠壁，需要在缓慢注射的同时慢慢拉回注射针，找到正确的平面。如果在后面的操作过程中，抬高的息肉已经恢复到注射前的状态，需要再次注射。

如果进行黏膜下注射时息肉并没有抬高（浸润性肿瘤的特征），应谨慎处理并评估上文提到的其他相关信息。如果确定是恶性病变，应进行腹腔镜辅助的结肠切除术。如果息肉评估后明确为良性病变，病变无法抬举可能是由于之前活检造成的瘢痕，而内镜切除可以继续进行。总的来说，因良性息肉行 CELS 切除后病理诊断为癌的发生率很低（约 2%），这些患者可以在必要时进行择期切除。

腹腔镜器械可用于息肉的定位并协助将息肉准确地放置在套圈内。体积较大或复杂的病变可能需要进行分块套圈切除。切除的息肉标本通常采用肠道息肉摘除取石网篮取出。通常较小的标本（＜5mm）或以分段方式切除的标本可以在结肠镜引导下借助吸引装置上的标本袋来取出。

　　腹腔镜用于观察息肉切除部位的浆膜侧，一旦发现任何手术造成的损伤，可以立即在腹腔镜下行褥式内翻缝合关闭损伤区域（图1-3）。

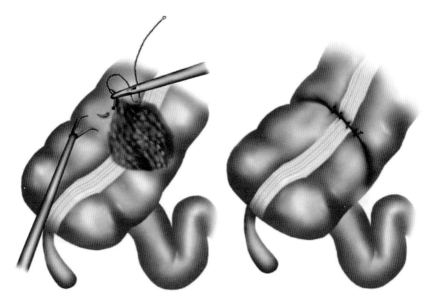

图 1-3　腹腔镜下结肠热损伤处缝合加固

（四）全层内镜联合腹腔镜手术

　　CELS 技术的拓展使息肉全层切除得以实现，这些息肉可能很难用套扎技术来进行息肉切除，特别是大的锯齿状腺瘤及位于瘢痕区域的息肉。

　　如前文所述，通过黏膜下注射来抬高和标记息肉（图1-4）。一旦病变的整个区域被抬高，切除区域的边界即可在浆膜表面观察到，后续便可使用电钩沿着标记的界限分离浆膜和肌层，特别注意不要损伤黏膜而导致穿孔（图1-5）。可以通过腹腔镜器械托举将拟切除的区域内陷到结肠腔中。通过内镜可观察到病变已凸出于肠腔中，此时将其置入圈套器中进行随后的切除操作（图1-6）。谨慎地闭合圈套器将浆膜层的边缘拉在一起。

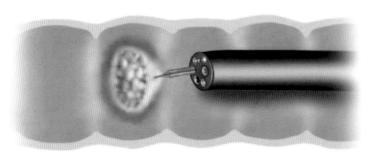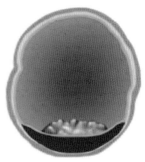

图 1-4　黏膜下注射稀释染料标记靶息肉

使用 3-0 可吸收腹腔镜缝线连续缝合修复浆膜和肌层的缺损，也可额外进行加固缝合（图 1-7）。缺损闭合后套圈息肉切除术随即完成。然后将病变标本收集在肠道息肉摘除取石网篮中并从结肠中取出（图 1-8）。

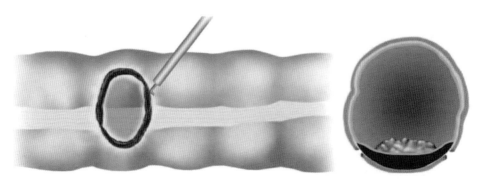

图 1-5　在全层 CELS 期间结肠的浆膜和肌层的分离

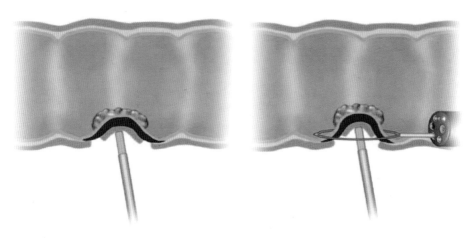

图 1-6　用于内镜下放置圈套器来使息肉内陷的腹腔镜器械

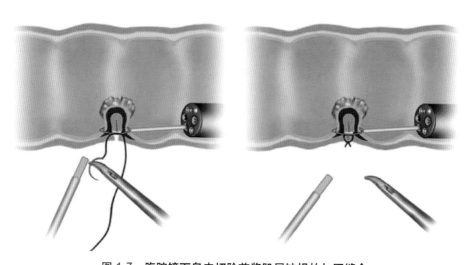

图 1-7　腹腔镜下息肉切除前浆肌层缺损的加固缝合

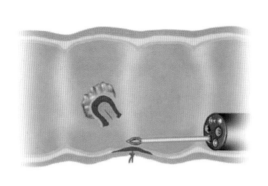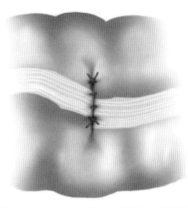

图 1-8　左侧图示为使用能量装置对套扎部位进行病灶的全层切除。右侧图示为修复后的浆肌层

（五）结肠镜辅助腹腔镜下盲肠部分切除术

位于肠管壁较薄弱的盲肠和升结肠近端的息肉可以在结肠镜引导下通过腹腔镜吻合器或部分盲肠切除术对病变进行处理。这种技术能够完整地全层切除基底较宽的无蒂息肉，并保护回盲瓣或阑尾等正常结构免受损伤。

如前所述，息肉可以通过结肠镜来定位和评估。用一个 12mm 的 Trocar 代替左下腹的 5mm Trocar，以便于使用腹腔镜线性切割吻合器。在某些情况下，可能有必要通过电钩分离腹膜来游离盲肠和近端升结肠。患者可取头低足高、右高左低位。在激发切割吻合器前，需要结肠镜确认整个病变能够被完全切除。切除的标本可放在腹腔镜取物袋中从腹腔取出。

（六）密闭性检测

使用 CO_2 结肠镜充气试验进行肠腔密闭性检测。调整手术床，将受检肠道置于相应位置，冲洗腹腔并浸没肠道，充气后没有气泡则表明密闭性良好。

七、术后护理

大多数接受 CELS 腹腔镜辅助息肉切除术的患者可以在手术当天出院。接受全层切除、结肠镜辅助的腹腔镜壁切除或部分盲肠切除术的患者，或术中发现全层或部分肠壁损伤的患者，住院时间会适当延长。尽管建议患者在出院前监测肠道功能的恢复情况，但通常认为患者可耐受肠内营养。

必须强调定期进行结肠镜检查的重要性。一项长达 10 年的系列研究报告称，目前结肠息肉的复发率约为 10%。笔者团队在患者术后 3 个月时对其进行了一次随访性质的结肠镜检查，结果提示大多数复发性息肉都可通过结肠镜直接处理。

八、特殊事项和并发症

在多项针对 CELS 病例的系列报道中，其总体并发症的发生率较低，为 4% ～ 13%，主要并发症为肠梗阻和切口并发症。Lee 等的研究提示 CELS 病例 10 年内并发症的发生率为 4.2%，其中最常见的是尿潴留和切口血肿。

（一）禁忌证

恶性肿瘤诊断明确或具有高风险病变的患者不应进行腹腔镜辅助息肉切除术。活检显示高级别异型增生但无其他相关特征的息肉可以进行 CELS。因为在这个过程中最重要的是可以获得组织并通过权威的病理学专家明确病理学诊断。确诊为息肉病综合征的患者或有其他息肉不能通过内镜或 CELS 切除的患者不应进行此手术。有多次腹部手术史的患者更多会选择外科手术切除的方式。

（二）病态肥胖

病态肥胖并不是 CELS 的禁忌证。随着腹围的增加，Trocar 可能需要调整到距离病变更近的位置，以保证拥有足够的手术操作范围。对于过度病态肥胖的患者，可能需要使用特殊加长的 Trocar 和器械。

（三）穿孔

据报道，单纯内镜手术中的医源性结肠穿孔的发生率小于 1%。与完全的内镜切除技术相比，CELS 的主要优点是在手术过程中持续进行腹腔镜监测和密闭性检测。一旦在术中检测到穿孔或肠管损伤，可以立即给予缝合修复。Franklin 等报道称约 10% 的腹腔镜辅助息肉切除术病例需要进行加固缝合。Yan 等则称约 43% 的病例术中需要进行加固缝合。然而，在这两个大宗病例的系列报道中都没有发生全层穿孔的患者。

（四）出血

在现有的针对行 CELS 术式患者的研究中，息肉切除术后出血的发生率尚未见报道，这可能是因为大部分出血是在手术过程中发现和处理的。但在息肉切除和内镜检查过程中是可能发生出血的，因此外科医生实施 CELS 前应该做好处理出血的准备。

息肉切除部位的即时出血可以通过息肉切除套圈或电凝来控制。在极少数情况下，可能需要注射肾上腺素或放置止血夹。延迟出血可能在手术后 1 个月发生。治疗方式主要包括液体复苏、急诊内镜下注射肾上腺素或使用止血夹进行止血。

九、总结

CELS，包括腹腔镜辅助息肉切除术，实践已证明其对不宜进行内镜切除的良性息肉具有较高的安全性和有效性。自十多年前首次报道以来，CELS 的推广使大量患者避免进行结肠切除术，从而加快了术后康复，降低了并发症发生率并减少了手术花费。

第 2 章

内镜黏膜下剥离术

Ipek Sapci，Emre Gorgun

一、单词缩写

内镜下黏膜切除术（endoscopic mucosal resection，EMR）。
内镜黏膜下剥离术（endoscopic submucosal dissection，ESD）。
羟乙基淀粉（hydroxyethyl starch，HES）。

二、简介

这一章将介绍内镜下切除技术，即内镜黏膜下剥离术，将用文献综述的方法详细地介绍这些技术的操作步骤。内镜黏膜下剥离术的手术设备、操作技巧和要点等将做进一步介绍。

三、背景

结直肠癌是美国第二大致死癌症，在 2017 年造成约 50 260 人死亡。结肠镜筛查及内镜下息肉切除术被证明能够降低结直肠癌的发生率及相关的死亡率。大多数结直肠息肉可用圈套器切除或者钳除，然而有些病变不一定适合这种传统的内镜切除方法。对于这些病变，经常选择实施外科肿瘤学手术切除，但是最近的一项研究指出约 92% 的手术患者存在过度切除的问题。

息肉切除技术如 EMR 和 ESD 既能够避免过度切除又能够实现复杂病变的完整切除。EMR 的一大缺点是切除的标本的完整性较差，而这也促进了 ESD 的发展。

ESD 在亚洲国家被广泛应用，但在其他地区还未完全普及。约 87% 相关出版的著作来自亚洲。尽管 ESD 正在逐渐普及，但是它的接受度仍然不高。最近，ESD 作为一个重要治疗手段被写入了日本的结直肠癌手术临床实践指南。尽管大量的文献都报道了该技术对于结直肠病变切除是安全可行的，但是仍然需要对其进行规范化。

ESD 主要适用于常规圈套器难以切除的病变。ESD 的主要目标是对早期癌变达到 R0 切除，并得到适合用于精准病理学诊断的整块病变组织。最近一项纳入 13 833 例患者的荟萃分析指出 ESD 能够达到 83% 的 R0 切除和 92% 的整块病变组织切除，并且达到 R0 切除的患者中复发率仅为 0.04%。

结肠的解剖和生理特点所带来的技术困难也限制了这项技术的广泛应用。结肠具有以下结构特点：具有皱褶、弯曲和伴有蠕动。这给实施 ESD 带来了很大的挑战。另外，结肠壁相比于其他的消化道更加纤薄，这很容易在操作过程中造成结肠穿孔。

ESD 相比于 EMR 穿孔率较高且操作时间较长，但是也具有更高的整块病变切除率和更低的复发率。选择实施单纯的圈套术还是 EMR、ESD 或外科切除术，主要取决于病变的大小、位置、形态、间隔距离和操作者的熟练度。

ESD 的基本原理：通过在黏膜层与黏膜下层间注射特定溶液形成一个缓冲垫，然后利用这个缓冲垫自黏膜下层切除黏膜层。在这个缓冲垫上谨慎地进行切除操作是既保证完整切除又不损伤黏膜下层的关键所在。

最近，又发展出了新的注射材料和切除设备，ESD 技术正逐渐成为一个标准的术式。在接下来的部分，将对其关键步骤进行详细讲解。

四、适应证

ESD 适应证见表 2-1（日本胃肠道内镜学会推荐）。

在美国，ESD 还没有进行规范化，下面这个流程图适用于患者治疗方案的选择（图2-1）。

表 2-1　结直肠内镜黏膜下剥离术的适应证

1. 内镜下难以切除的大病变（直径大于 20mm）和内镜下难以整块切除的病变
大肠侧向发育型肿瘤的非颗粒型（LST-NG）：尤其是假凹陷型
Kudo 分型的 V 型病变（癌）
伴有黏膜下层浸润的癌变
巨大凹陷型病变
怀疑为癌的大的凸起型病变
2. 伴有纤维化的黏膜病变
3. 内镜切除后的残余早癌
4. 慢性炎症如溃疡性结肠炎的零星局部病变

五、术前准备

ESD 的术前准备和结肠镜检查前的准备基本一致。ESD 能够在门诊和手术室进行操作，但对于伴有合并症及器官功能不全的高危患者，建议在手术室进行操作。ESD 术后患者需要观察至少 4 小时，若能恢复正常饮食，则可以在当天出院。

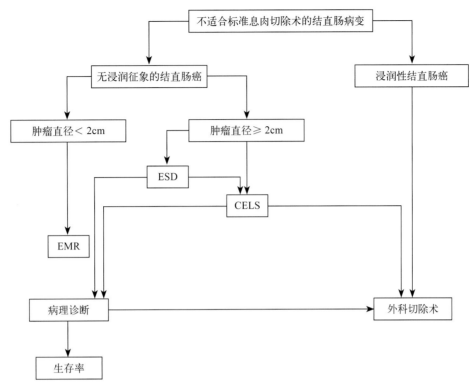

图 2-1 内镜下黏膜切除诊疗流程

六、手术室布置和患者体位

手术室和内镜室的房间设置是不同的（图 2-2）。为了符合内镜医师的人体工程学并

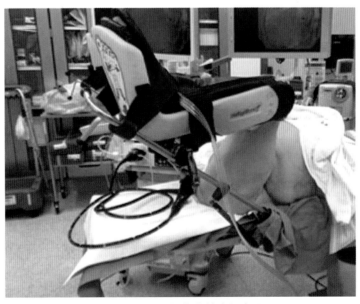

图 2-2 ESD 操作室的房间布置

降低操作困难，一个可调节的操作床是至关重要的。在手术室，内镜医师通常会站在患者的两腿之间，首先准备好结肠镜，然后通过全结肠镜检查确定病变的位置。

在确定病变位置后，可以通过调整患者体位或者由助手帮助按压患者腹部为内镜医师提供好的视野。一般习惯于把病变放在 6 点钟方位上。

对于内镜难以到达的病变位置，如结肠皱褶或者回盲瓣等，外部按压患者腹部或者变换患者体位，甚至让患者翻转身体都是很好的解决办法。

七、手术步骤

见表 2-2。

表 2-2　手术步骤及难度分级

手术步骤	技术难度（1 ~ 10 级）
1. 确认病变和黏膜下注射	2
2. 环周切开和黏膜下剥离	5 ~ 9
3. 回缩	4
4. 切除术和钳夹术	6

（一）确认病变和黏膜下注射

在做 ESD 之前提前标记病变位置是十分重要的，尤其对于非颗粒型侧向发育病变。提前标记病变位置能够在进行 ESD 时及时找到病变并避免遗漏病变。先进的内镜影像技术也有利于预测病变浸润的风险。窄带成像内镜和染色内镜能够辨别出与病变浸润相关的表面凹陷。

息肉的位置和形状对于注射方式的选择和注射的溶液量具有重要影响。操作者必须确保注射的溶液在黏膜下层均匀分散开以保证安全切除。

注射的溶液在黏膜下层起一个缓冲垫的作用，并且创造出了一个操作界面。合适的溶液浓度对于观察血管走行和正确辨认黏膜下层是至关重要的。

如果息肉位于皱褶处，初始的注射部位应该位于病变的远端（头侧）以将病变完全暴露于视野中。如果初始的注射部位选择在息肉的近端（肛侧），可能会将病变向后推挤至视野之外，从而给操作造成困难。

助手注射溶液时，第一步是将注射针刺入黏膜。黏膜层即刻出现肿胀和抬高意味着进入了正确的解剖层面即黏膜下层。可以通过调整注射针的位置来确定是否进入了正确的层面。如果注射到了正确位置，但是黏膜抬举不足即"抬举征阴性"，这可能意味着病变高度纤维化或者伴有黏膜下层浸润。这些病变可能不适于 ESD 治疗，需要重新评估外科切除的可能性。

ESD 的注射溶液有很多种。通常的注射液含有甘油、透明质酸和无菌生理盐水，具有经济高效的特点。生理盐水分散得很快，文献报道能停留 1 ~ 10 分钟。应用于 ESD 的高效溶液包括甘油、右旋葡萄糖和羟丙甲纤维素。用生理盐水稀释 6 ～ 8 倍的羟丙甲纤维素溶液是一种低成本的高效溶液。染色剂如亚甲蓝或者靛蓝胭脂红常用来观察黏膜抬举。

重复注射虽然能提供更多的 ESD 操作时间，但同时也增加了麻醉的时间。因此，目前正在研发具有更小副作用且更长持续时间的理想溶液以减少注射的次数。最近一项对比 0.4% 透明质酸溶液、6% HES 溶液、羟丙甲纤维素溶液和 Eleview® 溶液的随机对照动物实验结果表明，Eleview® 溶液和 6%HES 溶液在持续时间和简化操作方面具有优势。

目前，Eleview® 溶液是唯一被美国食品药品监督管理局（Food and Drug Administration，FDA）所批准的即用型黏膜下层注射液。它是一种包含生理盐水、亚甲蓝和胶体剂的预混溶液。一项对比生理盐水和 Eleview® 溶液的随机对照试验指出，对于 EMR 来说，Eleview® 溶液和生理盐水具有相近的并发症发生率，说明 Eleview® 溶液是安全可用的。研究表明它可持续 45 分钟，黏膜隆起高度可达 15mm。

（二）环周切开和黏膜下剥离

黏膜下层注射形成缓冲垫之后，在进行更深的剥离或使用圈套器之前，需要环周切开病变。在切开之前可以提前标记病变的边界。在前半段切开后，黏膜下切除已经成形，必要时可以加大切除深度。重复该操作，直到病变完全从黏膜下层剥离出来。

多种内镜下切除刀可应用于该步骤，如双极刀（Olympus America Inc.，Center Valley，PA）、Hook 刀（Olympus America Inc.，Center Valley，PA）和海博刀（ERBE，Tübingen，Germany）。海博刀是一种既能进行黏膜下注射又能进行黏膜下剥离的器械。它的注射器械和分离器械是经过同一通道进入肠腔的，这有利于保持位置稳定，避免不必要的退镜和更换器械。

Hook 刀被认为是 ESD 中最安全的剥离工具。最近一项纳入超过 1000 名患者的研究报告指出，在安全性和术后并发症方面，各种解剖刀间并无显著差异。最新的进展是水射流系统的应用，它使用加压生理盐水注射进行分离。在动物实验中，有经验的内镜医师使用该系统可减少操作时间和降低穿孔率。选择哪种剥离工具取决于其成本、适用性和内镜医生对该工具的熟悉程度。

（三）回缩

在剥离过程中，一旦切开病变周长的一半，黏膜下剥离就在这一半的病变处进行。一般情况下，黏膜下剥离沿病变边缘持续进行，直到充分剥离并完全暴露黏膜下层。

在结肠实施 ESD 更具挑战性，特别是由于结肠蠕动、成角和缺乏稳定的手术野暴露。这些困难也促进了各种改善手术野暴露技术的发展。Yamada 等报道，使用夹子和圈套等技术能够平均减少 15 分钟的手术时间。

目前能通过在手术野内放置膨胀球囊的技术来稳定肠腔。当肠管的运动使剥离具有难度时，可使用球囊套管进行规范化 ESD。到达病变部位后，可将球囊套管固定，球囊置于病变远端。

这种方法的另一个优点是球囊能够辅助回缩。在切开原发灶的一半病变并确认黏膜下层后，可以用一个内镜夹将切开侧病变与球囊固定在一起。这种方法为内镜医师提供了一个稳定的操作环境，并能持续暴露黏膜下层。

（四）切除术和钳夹术

当剥离完成后，应实现病变与黏膜下层的彻底分离。整块切除是成功完成ESD的关键步骤，也是最理想的方式。当病变位置特殊或其他因素导致不适合整块切除时，可以进行混合EMR-ESD，用圈套器完成分块切除。

病变切除后，可能会观察到由于热损伤或微小创伤而发生的黏膜下缺损。较大的损伤应该考虑进行外科手术处理，然而小的损伤更适合用钛夹或内镜下金属夹进行夹闭。据报道，内镜下金属夹夹闭可以100%预防穿孔和治愈90%的急性穿孔。夹子能够保持6个月，并且无明显副作用。

八、特殊事项和并发症

研究表明，ESD的并发症发生风险随着术者操作经验的增加而降低。总的并发症发生率在病例数较少的机构中较高，且病变直径大于50mm是并发症发生率增高的独立危险因素。ESD的最常见并发症是穿孔和出血。这些并发症可发生于操作过程中，也可发生于术后。笔者所在机构最近总结发表了110名患者ESD的操作经验。内镜下切除的成功率为88%，其中9%的患者术后病理报告诊断为浸润性癌。穿孔率和迟发性出血率分别为2.7%和3.6%。

（一）穿孔

由于结肠壁较薄，故容易发生穿孔。粪便残渣很可能会进入腹腔而引发腹膜炎，导致处理结肠穿孔较为棘手。该并发症的诊断依据是腹痛、发热和炎症反应等临床表现。最近的一项荟萃分析指出，即刻穿孔率和迟发性穿孔率分别为4.2%和0.22%。对于怀疑为迟发性穿孔的病例，应进一步行CT检查。因腹膜炎可导致严重后果，故建议及早行手术治疗。

（二）出血

出血的处理方法取决于出血量和出血时间。术中出血可以用钳夹封闭（止血钳或金属夹）、圈套器结扎或电凝止血。迟发性出血可能需要进行手术探查和外科切除。一项荟萃分析指出，术中急性出血率和迟发性出血率分别为0.75%和2.1%。ESD术后疼痛很常见，但出现持续性疼痛，尤其合并伴随症状时应进一步行影像学检查。

（三）老年患者

ESD适合于因一般情况差、高龄或其他因素不适合进行外科肿瘤学切除的患者。ESD在老年人群中的应用曾受到质疑，然而一项研究指出老年人群和年轻人群（截断值为65岁）临床效果是相似的，手术效果和并发症发生率并无显著差异，这提示ESD在老年患者中的应用是安全的。

（四）学习曲线

ESD的成功很大程度上取决于内镜医师的经验和技术水平。以往结肠镜检查的培训和经验具有重要意义。建议内镜医师在刚开始实施ESD操作时，从小的病变开始，当获得一定经验后再尝试操作难度较高的病变。

近期，笔者团队使用实验猪的模型评估了 ESD 的学习曲线，当有胃 ESD 经验的内镜医师要进行结肠 ESD 时，建议在进行活体动物或临床 ESD 之前至少进行 9 次体外操作训练。

（五）费用和生存率

除了临床获益外，ESD 在节约成本方面同样具有优势。笔者所在医院最近的一项病例对照研究对比了 48 例 ESD 与 48 例腹腔镜切除术患者的费用，左侧结肠病变的 ESD 费用为腹腔镜切除术的 64%，右侧结肠病变的 ESD 费用为腹腔镜切除术的 59%。在外科设备和手术室消耗品方面的花费差异格外明显。当比较所有部位病变时，ESD 费用约为腹腔镜手术费用的 60%。ESD 在辅助设施和麻醉方面成本较低，但两组的并发症发生率是相近的。

另一项研究对 ESD 与腹腔镜辅助结肠切除术术后患者的生活质量进行了比较。结果发现，ESD 术后第 1 天和术后 2 周患者都具有较高的生活质量评分，ESD 术后患者能够更早开始下床活动，且 ESD 可有效保护患者的器官功能。

九、总结

关键点

- ESD 是一种先进的内镜切除方法，能够对复杂良性病变进行整块切除，从而避免外科手术。
- 息肉位置和病变的形态决定了注射方式和注射溶液的选择。
- 内镜医师必须确保注射溶液在黏膜下层均匀分布，形成足够的平面，以便安全剥离。剥离应在新形成的平面进行，如有必要可采用回缩的方法。
- 在套扎并移除病变标本后，应及时凝闭出血点，必要时应用夹子夹闭穿孔。
- 建议患者 6 个月后复查结肠镜。

ESD 是一项新兴技术，还未被认定为标准治疗方法。它在胃肠道浅表肿瘤上的应用显示了良好的效果，能够切除一些传统圈套法难以切除的病变。操作经验的增加将使 ESD 逐渐规范化，并进一步降低并发症发生率。

有经验的内镜医师为有适应证的患者实施 ESD，可以获得较好的治疗效果。为了促进该方法的标准化，应大力发展教育培训中心，并针对病变表面形态和黏膜下浸润风险之间的关系进行深入研究。随着这些研究的进展，ESD 将会逐步普及。

第 3 章

荧光显像技术在结直肠外科中的应用

António S. Soares，Manish Chand

一、荧光剂

现代外科手术发展至今，视、触一直是外科医生在手术中评估病情的主要手段，而荧光示踪技术是术中通过视觉对患者的解剖和生理结构进行评估的方法，这项技术有可能从根本上改变目前的手术操作方式并大幅提高手术的精确度。荧光剂是一种能被特定波长的光激发后以荧光的形式释放能量的物质。通过荧光效应可以实现在分离组织时根据组织覆盖厚度的不同（5～10mm）来检测荧光剂分布的目的，得益于更好的解剖显露，荧光导引手术可以大幅提高外科医生区分不同组织的能力。术中使用的最佳波长在近红外区（650～900nm），因为波长短于这个区间将会导致自身血红蛋白荧光显影，干扰其他荧光剂显影检测，而对于波长 900nm 以上的光波，水则会严重干扰荧光显像。现阶段市场上经临床批准的荧光剂主要有以下几种，其中每一种荧光剂都有用于激发荧光并被对应设备所接收的特定波长。

（一）吲哚菁绿

吲哚菁绿（indocyanine green，ICG）是临床上最常用的荧光剂，是一种七甲氰荧光剂，峰值激发波长为 807nm，峰值发射波长为 822nm。由于其是疏水分子，在静脉注射后它可以与白蛋白结合并局限在血管内，正是这一特性使其成为荧光血管造影的理想荧光剂。它在血浆中通过肝脏代谢，半衰期为 3～5 分钟，它的这种药代动力学特征与快速分布相结合使其成为术中反复给药的理想选择，其通过肝脏代谢的特征还可以用来识别肝脏病变。肿瘤组织混乱无序的毛细血管网络引起的增强渗透性和滞留效应（enhanced permeability and retention effect，EPR）使肿瘤组织区域内的血管内容物优先渗漏，这种特性可用于对卵巢癌及其转移灶、胰腺癌或腹膜转移病灶等的非特异性检测。ICG 还被广泛用于眼科血管造影、心排血量的测定和肝功能评估等临床操作，且安全性高、副作用小，但是由于临床应用的配方中含有少量的碘化钠成分，对碘或以碘为基础的造影剂过敏的患者应慎用。

（二）亚甲蓝

亚甲蓝是一种被广泛用于高铁血红蛋白血症的解毒剂，其可与放射性示踪剂联合应用于乳腺癌和黑色素瘤前哨淋巴结的定位。由于其激发波长约为 668nm，发射波长约为 688nm，均显示出良好的光物理特性，其作为荧光剂的用途被逐步扩大。但是葡萄糖 -6-

磷酸脱氢酶缺乏症（蚕豆病，G6PD）的患者必须谨慎使用，因为它可能导致溶血反应。另外，服用抗抑郁药的患者也应慎用，以避免药物相互作用的风险。

二、设备

荧光显像技术的应用必须包括荧光剂、光发射器和接收器，荧光检测设备的特性也各不相同，因此熟悉不同设备的规格参数非常重要。此外，确保所使用荧光剂的激发和发射波长能被这些设备所接收也很重要。可视化显像包括一幅标准可见光图像、一幅近红外图像及一幅将以上 2 种图像融合的荧光可视化显像合成图（图 3-1）。

由于术中荧光显像所需操作的时间很短，并且可以结合应用于微创手术的设备上，这种荧光技术的运用不会给手术室带来额外的工作负担。

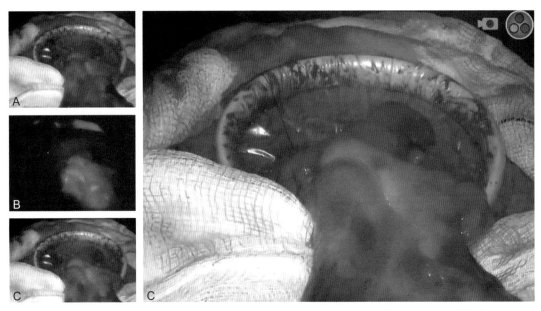

图 3-1　术中图像显示：A. 标准可见光图像；B. 近红外图像；C. 荧光可视化显像合成图

三、应用

（一）荧光血管造影灌注评估

吻合口瘘（anastomotic leakage，AL）是结直肠外科手术中的严重并发症之一，具有较高的发生率和死亡率，并可增加术后肿瘤复发风险，降低总生存率。AL 可导致住院时间延长，增加重症监护室住院人数。每名 AL 患者会额外增加 3372 ～ 10 901 英镑（4777 ～ 15 443 美元）费用，仅在英国每年就因此而增加 110 万～ 3500 万英镑的额外费用。尽管围术期处理措施和手术技术有了明显的进步，但结直肠术后 AL 的发生率仍高达 19%。以直肠前切除手术为例，左半结肠的血液灌注和吻合口血供最常依赖于边缘动脉，而血液灌注不足被广泛认为是导致 AL 最常见的诱因。传统的结肠远端血液灌注评估主要依靠触诊肠系膜中的动脉搏动、观察肠管的颜色变化及吻合口末端的搏动性出血。而静脉注射 ICG 是一种更客观的评估灌注的方法，可在切断肠管和吻合前后的不同时间点使用。其中荧光只在灌注良好的肠壁处显影，而灌注不足的肠壁则明显缺乏荧光。

采用微创（腹腔镜或机器人）手术与荧光血管造影术（fluorescein angiography，FA）相结合的方式可改变手术方案，主要是由于荧光剂的显影能够使术者重新选择病变肠管近端切除线的位置。不同研究表明因采用改进的治疗模式可使原手术计划发生改变，其改变手术方案的比例为 3.7% ~ 28%。

Ris 团队已经成功将 FA 技术应用在右半结肠切除术、左半结肠切除术和直肠前切除术后吻合口血供的评估，纳入的 30 例患者平均手术时间增加 5 分钟，但均未发生 AL。

在 PILLAR Ⅱ 研究中，对 147 例因良性或肿瘤性病变接受左半结肠切除术或直肠前切除术的患者进行了 FA，成功率为 99%，术中先后于离断近端结肠前和结肠吻合后进行荧光显影以评估肠管血供情况。在这项研究中，7% 的患者因造影提示血供欠佳而改变结肠离断位置，其中 AL 的总体发生率为 1.4%，而改变离断点的患者中没有一例发生 AL。

最近一项 Ⅱ 期研究评估了 FA 对 504 例结直肠手术患者的影响。这项研究纳入来自欧洲三个医疗中心的接受左半结肠切除术、直肠前切除术和右半结肠切除术的患者，手术方式包括开放手术和腹腔镜手术。在结肠近端横断前和吻合后进行荧光血管造影，手术时间平均增加 4 分钟。通过 FA 评估改变了 5.8% 病例的手术方案，AL 的总体发生率为 2.4%，其中右半结肠切除术为 2.4%，高位直肠前切除术为 2.3%，低位直肠前切除术为 3.0%。因 FA 而改变手术方案的患者均未发生 AL。将这些结果与既往病例进行比较发现左半结肠切除术后 AL 的发生率明显降低（由 6.9% 降至 2.6%）。

最近的一项荟萃分析比较了来自 5 项非随机研究的 1302 名患者的结果，作者发现在使用 FA 的结肠手术中发生 AL 的比值比（OR）显著下降（OR 0.34；CI 0.16 ~ 0.74；P=0.006），在直肠癌手术中 AL 的发生率也显著降低（1.1% vs 6.1%，$P < 0.05$）。关于 ICG 荧光获益的数据正在积累，然而目前还没有关于荧光血管造影效果的随机试验研究结果。

PILLAR Ⅲ 试验于 2015 年在美国启动，旨在通过随机化设计来评估 AL 的发生率，但因招募入组进展缓慢以至于 2017 年 5 月终止试验。IntAct（术中 FA 预防直肠癌手术吻合口瘘）是一项基于此背景在欧洲进行的使用 FA 的试验，这项试验将评估直肠癌前切除术后 90 天内 AL 的发生率，高位和低位直肠前切除术均包括在内。该方案包括在近端肠管横断前和吻合后分别进行 FA，受试者按 1 ∶ 1 随机分组后接受或未接受 FA。

预防性回肠造口转流术对结直肠吻合口有保护作用，并已被证实可以降低 AL 发生率且减轻发生 AL 后对机体的损害。使用 FA 可以为决定是否行回肠造口术提供重要的决策帮助。当经 ICG 灌注评估确定为 AL 低风险时，可以免行预防性回肠造口，但这需要在更多的临床试验中进行深入研究。

　　ICG 灌注评估已经在左半结肠切除术和直肠前切除术中获得了广泛的研究，并且该技术已拓展到其他手术，如经肛门全直肠系膜切除术（transanal total mesorectal excision，TaTME）和炎性肠病的回肠储袋手术。在 TaTME 中，由于肿瘤位置低，需要尽量保留近端结肠肠管以保证吻合口无张力，其保留肠管长度的增加可能增加 AL 发生风险，而 FA 可能会降低 AL 发生风险。目前尚没有前瞻性研究评估 FA 的有效性，但是它有望为更多的近端结肠切除术提供帮助。溃疡性结肠炎行结直肠切除术后，需要行回肠储袋 - 肛管吻合术，往往这种吻合术发生 AL 的风险很高，而此时可以使用 FA 来评估吻合口血供，确保足够的血流灌注。

　　应用场景：利用 ICG 评估灌注流通。
　　荧光的临床应用需要一种特殊的摄像系统，该系统具有激发荧光剂的能力，然后在摄像机中使用适当的滤光片记录荧光。ICG（0.1 mg/kg）静脉给药，推注时间为 2～3 分钟，通常每次注射约 10mg（4ml），在大多数情况下 1 分钟内可以检测到。图像采集方式多样，如可见光、近红外成像以及两者叠加。由于目前尚无术中定量荧光的标准，术中评估是定性的，ICG 随后由肝脏代谢排出体外。

（二）前哨淋巴结和淋巴管示踪

　　Gould 在 1960 年提出前哨淋巴结的概念，目前已成功应用于多个外科手术领域，一般情况下使用放射性示踪剂或可视化示踪剂对其进行示踪。瘤周注射 ICG 可用于识别肿瘤的淋巴引流，因为当在瘤周进行注射时，示踪剂可通过淋巴管引流，这一方法已成功应用在乳腺癌、子宫内膜癌和宫颈癌中，并且在少数结直肠癌患者中也被证明安全可行。最近一篇纳入 12 项前瞻性研究共 248 例患者的荟萃分析指出，ICG 检测前哨淋巴结的综合敏感度和特异度分别为 71% 和 84.6%。由于本荟萃分析纳入的文献具有高度异质性（I^2 的敏感度 96.5%，特异度 98.7%），故此领域应用 ICG 评估前哨淋巴结仍待进一步研究。

　　淋巴示踪技术在结直肠癌手术中具有临床意义，因为它可以通过肿瘤淋巴引流示踪来改变淋巴结清扫的手术方案，从而更精准确定肠系膜切除范围，可避免不必要的扩大切除。最近的一项研究证实了淋巴示踪技术的可行性，该研究纳入的患者 20% 根据示踪结果改变了原手术方案，其中，原手术范围外切除的显影淋巴结，最终被病理证实为阳性淋巴结。

　　直肠癌盆腔侧方（pelvic sidewall，PSW）淋巴结的清扫问题一直备受争议，众所周知东、西方做法有很大不同，在东方常规推荐标准的淋巴结清扫术，而在西方则是选择性清扫。目前学者们对 PSW 清扫的获益问题越发担忧，因为发生侧方淋巴结转移的概率并不高，而 ICG 可以帮助筛选需要进行盆腔侧方淋巴结清扫的患者。Kazanowsk 团队已经证明这是可行的，他们为 5 例接受新辅助放化疗后进行腹会阴联合切除术的患者进行了侧方淋巴结清扫，而结果是未见一例淋巴结转移。Noura 团队为 25 例低位直肠癌患者瘤周注射了 ICG，92% 的患者识别出了侧方前哨淋巴结，根据术中快速 HE 染色，其中 3 例判断为转移阳性并据此进行了侧方淋巴结清扫术，术后病理证实 1 例为阳性转移。如果术中 ICG 能够更准确地发现阳性前哨淋巴结，则可以仅对阳性患者行侧方淋巴结清扫，而阴性患者则不行侧方淋巴结清扫术，从而避免了该术式带来的可能并发症。目前利用荧光技术鉴定侧方淋巴结仍然处于实验阶段，尚需要更进一步的临床研究。

（三）泌尿系统的识别

左侧输尿管常被视为左半结肠和直肠手术的解剖标志，手术中必须加以识别和保护。有时由炎症而导致解剖结构不清晰时术中很难定位输尿管，因此容易造成医源性损伤。输尿管损伤会增加患者的医疗费用，甚至可能导致法律诉讼。预防策略包括在术中仔细解剖出输尿管并予以保护和术前行输尿管支架置入。

亚甲蓝可用于术中静脉给药后输尿管的识别，Yang 团队已经证明这是可行的，他们在 11 例患者中成功地识别出 10 例，在静脉注射后平均 14.4 分钟（9～20 分钟）可以达到最佳显影效果。在这项研究中，93% 的输尿管在亚甲蓝示踪下显影可见。约 22% 的输尿管在正常光线下无法辨别。ICG 也被用来识别输尿管，但现在还没有对这两种示踪剂进行对比的研究。经肛门入路直肠手术日渐普及，而尿道损伤是其常见手术并发症之一，这也促进了临床利用荧光示踪技术识别输尿管的相关研究。将 ICG 和 IRDye800BK 直接注射于尿道来辨别输尿管的方法已经在尸体标本中开展应用，但该方法有待在活体研究中进一步证实。

（四）腹膜种植转移

肿瘤细胞减灭术联合腹腔热灌注化疗适用于腹膜局部转移癌的患者，完整的手术切除是一个重要的预后因素。然而，术前影像学检查（包括形态和功能检查）在评估腹膜转移癌方面有明显的局限性，大多数情况下由外科医生在术中探查才能明确诊断。在一项纳入 17 例患者的研究中，ICG 示踪已被证明可辨别腹膜转移，敏感度达 89%。在本研究中，29% 的病例因术中示踪发现了术前未发现的转移性病变而改变了原手术方案。ICG 能够在腹膜转移部位沉积，与它的"增强渗透性和滞留性"效应相关。虽然荧光示踪技术的临床有效性尚需进一步研究，但其在手术中的应用应该是非常有前景的。

（五）局限性和未来发展方向

荧光示踪评估具有主观性，而结直肠手术目前尚缺乏量化荧光示踪的方法，未来需要对此进行进一步研究。高空间分辨率的荧光剂往往组织渗透性较差，因此与单一荧光剂相比，多种荧光示踪剂的组合可能会带来更高的组织渗透性，目前有学者提出了一些建议但仍然没有达成共识。靶向荧光剂的概念已经引起越来越多的关注，目前困难主要存在于技术和管理两个方面。从技术上讲，制备体内靶向荧光剂一直很具有挑战性。尽管欧洲国家和美国的监管机构在制备靶向标志物的最佳方案和批准途径上至今没有达成共识，但靶向荧光剂的推广，将会使更多的患者获益。

四、总结

外科技术的发展源于外科一线医师为提高治疗效果而对新技术的不断探索,荧光示踪手术也正因此而问世,它的应用范围不断扩大,正在不同专业领域探索新的适应证。这一领域的研究有望改善患者的手术效果,但仍需要更多的证据支持,因此需要进一步的研究和改进。

第 4 章

机器人结直肠外科的历史与展望

Joshua MacDavid，Garrett Friedman

一、简介

人类文明一直渴望着医学的创新。213 年前，Philipp Bozzini（1773—1809）用他发明的 Lichtleiter 镜开启了现代内镜时代。Lichtleiter 镜是一种高 35cm 的装置，装有一系列反光镜，通过反射光来观察膀胱和直肠。70 年后，德国泌尿科医师 Max Nitze（1848—1906）研制出临床可用的膀胱镜，并最终将其作为第一台腹腔镜应用于临床。1980 年人类完成第一例腹腔镜阑尾切除术。20 世纪 90 年代中期已经制造了第一台手术机器人原型机，但直到最近十年机器人才得到广泛应用。目前正处于机器人微创手术的时代，这种微创手术技术正以飞快的速度从科幻小说走进现实。本章概述了微创手术的简要历史、腹腔镜和机器人微创手术的重要创新，以及未来即将出现的机器人技术。

二、腹腔镜手术

20 世纪初的腹腔镜采用类似于内镜的仪器用于观察腹腔内器官。1901 年，德国外科医生 George Kelling（1866—1945）使用 Nitze 发明的膀胱镜检查了犬的腹腔，并且为了减少腹腔内出血发明了气腹。瑞典内科医师 Jacobaeus（1879—1937）于 1910 年在人体上完成了第一台腹腔镜手术，在手术中他建立了气腹并排出了腹水。1911 年 Bertram Bernheim 将这项技术引进到美国。

德国胃肠病学家 Heinz Kalk 在腹腔镜方面取得了进一步成就，他在 1929 年发明了第一台前视镜，并提出几种新的技术，其中就包括组织活检。1933 年，妇科医师 Karl Fervers 首次在腹腔镜下使用电灼技术进行粘连松解。然而，20 世纪 50 年代中期到 70 年代中期，腹腔镜并不被医学界所接受。自 1956 年到 1961 年，德国甚至禁止使用腹腔镜技术。因为当时使用腹腔镜进行输卵管结扎会增加妊娠的风险，也会增加肠道损伤的发生率，这使得人们一直质疑腹腔镜手术。

1980 年，德国妇科医师 Kurt Semm（1927—2003）完成了世界第一例腹腔镜阑尾切除术。Semm 博士参与发明了多种腹腔镜的设备，包括吸引冲洗设备、自动注气技术和体内打结器，被称为现代腹腔镜之父。Jacobs 等完成了首例腹腔镜结肠切除术。在他们实施腹腔镜结肠切除术的 20 例患者中，包括 9 例接受右半结肠切除术的患者，8 例接受乙状结肠切除术的患者，其余 3 例患者接受了低位直肠前切除术、Hartmann 手术和腹会阴联合切除术。尽管他们的研究不是一项对照试验，但是却证明了腹腔镜结肠手术是安全可行的（表 4-1）。

表 4-1　微创手术进展时间线

年份	技术革新	生产者 / 公司
1868	食管镜检查	Bevan
1877	首次使用膀胱镜	Nitze
1882	首台胆囊切除术	Langenbach
1895	直肠镜	Kelly
1901	用 Nitze 发明的膀胱镜对犬进行腹腔镜检查	Kelling
1910	人类首例腹腔镜检查	Jacobaeus
1911	美国首例腹腔镜手术	Bernheim
1932	柔性胃镜	Schindler
1980	首台腹腔镜阑尾切除术	Semm
1983	经肛门内镜微创手术	Buess 等
1985	首台腹腔镜胆囊切除术	Muhe
1991	首台腹腔镜结肠切除术	Jacobs；Fowler 等
1994	首个手术机器人原型机——ARTEMIS	Research Center Karlsruhe
1995	Intuitive Surgical 公司成立	—
1999	首台达芬奇手术机器人	Intuitive Surgical 公司
2002	首台机器人辅助结肠切除术	Weber 等
2009	达芬奇 Si 手术机器人	Intuitive Surgical 公司
2010	TAMIS	Atallah 等
2014	达芬奇 Xi 手术机器人	Intuitive Surgical 公司
2015	Flex 手术机器人系统	Medrobotics 公司
2017	Senhance 手术机器人	TransEnterix Surgical 公司
2018	达芬奇 SP 手术机器人	Intuitive Surgical 公司
2018	DiLumen C2 手术机器人	Lumendi 公司

三、机器人手术

尽管腹腔镜手术已被证明具有缩短住院时间、加快肠道功能恢复、减轻术后痛苦等优点，但其也有局限性。二维平面视图、不够灵活的器械，以及只有"4～6级自由度"使术者在某些解剖平面上进行手术非常困难。手术机器人在20世纪90年代初首次出现，其目的是解决腹腔镜手术存在的技术短板。1994年Karlsruhe研究中心首次创建了第一台外科手术机器人，这台手术机器人被命名为ARTEMIS（用于微创手术的高级机器人和远程操作系统）。一位外科医生坐在机器人操纵台前，控制着两台腹腔镜设备进行"远程手术"。然而，ARTEMIS只是作为原型机开发出来的，从未进入临床应用。此后不久，一些机器人辅助技术也陆续被研发出来，如同样由Karlsruhe研究中心开发的Tiska Endoarm，以及由Computer Motion公司研发的AESOP 3000系统。尽管这些技术和设备很有前景，但令人遗憾的是许多技术和设备要么未通过动物实验，要么未获得外科学界的广泛应用。

与传统的腹腔镜相比，机器人技术有着许多优势。三维成像技术提供了视觉的空间深度感知，并极大地改善了术野。"7级自由度"和90°机械关节活动度可模拟人体关节的活动性，这使得外科医生可以进行真实的人体工程学控制。这些技术创新可保证进行直肠和前列腺手术时解剖更精准，避免损伤毗邻的自主神经。

目前外科学界争论的焦点是机器人手术是否优于传统的腹腔镜手术。

在Baik团队对113名直肠癌患者的研究中，机器人手术切除可获得更好的直肠系膜完整度，为机器人低位直肠前切除术优于腹腔镜低位直肠前切除术提供了证据。此外，腹腔镜组的并发症发生率几乎是机器人组的两倍，分别为19.3%和10.7%。由于腹腔镜直肠解剖的技术难点，腹腔镜组中有6例患者因直肠穿孔、盆腔侧壁出血或狭窄的盆腔严重影响术野而转为开放手术。两组手术时间无明显差异。在一项类似的研究中，Bedrili等研究发现机器人全直肠系膜切除术的标本质量更好。

（一）目前美国FDA批准的手术机器人相关的产品

在本章剩余的段落，将对目前美国FDA已经批准的手术机器人设备进行简要概述，包括由Intuitive Surgical公司研发的达芬奇系列的Si、Xi、X和SP手术机器人，TransEnterix Surgical公司研发的Senhance手术机器人，Medrobotics公司研发的Flex手术机器人，Lumendi公司研发的DiLumen C2手术机器人。

1. Intuitive Surgical公司的达芬奇手术机器人　第一代手术机器人有三维视觉和EndoWrist等专利技术，具有"7级自由度"和90°机械关节活动度来模拟人体关节活动。7年后，Intuitive Surgical公司发布了新一代机器人达芬奇S，升级后的720p高清摄像头具有更广的手术视野和更大的移动性。2009年达芬奇Si手术机器人问世，又增添一些新的功能，包括可用于训练的双控制台、Firefly的荧光成像系统、一些辅助程序及全新升级的1080i高清摄像头。

（1）达芬奇Xi手术机器人：Intuitive Surgical公司于2014年推出他们的第四代手

术机器人达芬奇 Xi，配备了极大改善术野的 1080p 摄像头和更容易与 Trocar 对接的机械臂。最重要的是，优化的机械臂能够到达腹腔所有位置，而不需要重新建立 Trocar 孔。Trocar 放置更加简便，减少了器械和机械臂的碰撞。其使用了全新的机器人手术台，在手术过程中可以调节患者体位，这样机械臂和手术台可以根据体位的需要而实时调节，便于手术更顺利地进行。

（2）达芬奇 X 手术机器人：2017 年发布的达芬奇 X 手术机器人是达芬奇 Xi 的简版，主要应用于所需自由度较小的手术。因此它也就没有达芬奇 Xi 手术机器人的 360° 集成转台。

（3）达芬奇 SP 手术机器人：到目前为止，达芬奇 SP 是 Intuitive Surgical 发布的最新手术机器人。这是一个单孔机器人，由 3 个 EndoWrist 操作手、1 个全可动三维高清镜头和外部 1 个直径为 2.5cm 的套管组成（图 4-1）。其他的技术包括两种新型臂架，能够配合操作手臂进行 360° 旋转。达芬奇 SP 已经被批准应用于泌尿外科手术；Marks 和 Mak 两位外科医生已经成功地将其应用于尸体模型的经肛门手术之中。

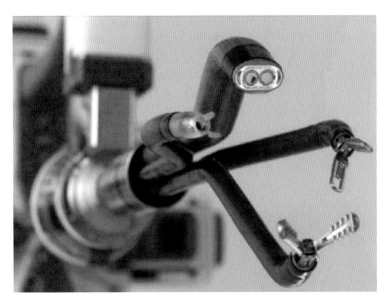

图 4-1　达芬奇 SP 手术机器人（©2018 Intuitive Surgical Inc）。该设备仅适用于达芬奇 EndoWrist SP 设备和达芬奇 SP 外科系统（SP1800）的泌尿外科手术，用于普通腹腔镜手术的安全性和有效性尚未确定

2. TransEnterix Surgical 公司的 Senhance 手术机器人　由 TransEnterix Surgical 公司研发的 Senhance 手术机器人系统由 1 个控制台和 4 台独立的机械臂组成（图 4-2）。不同于 Intuitive Surgical 公司的产品，Senhance 手术机器人的机械臂控制方式类似于腹腔镜手术的操作方式。TransEnterix Surgical 公司将其产品称为数字腹腔镜，外科医师用控制台来操纵机械臂进行手术。与传统的腹腔镜设备相比，该机器人使手术操作更加稳定。Senhance 手术机器人集成了触觉反馈和眼动控制视野系统。TransEnterix Surgical 公司近期提交了新仪器 510K 的申请（510K，是获得美国 FDA 上市批准的所申请设备的

简称）。

3. Medrobotics 公司的 Flex 手术机器人 Flex 手术机器人于 2017 年投入商业使用，这是第一个采用柔性机器人镜头的系统，可以通过非线性路线到达理想的手术区域。外科医生通过位于患者床边的操作台进行手术。Flex 手术机器人有两个分开的系统。外部系统由外科医生使用操纵杆控制，内部系统则紧随其运作（图 4-3）。该手术机器人最初是为经口腔使用而开发的，现已扩展到经肛门应用，笔者发现这个系统对直肠上部和乙状结肠远端的手术特别适用。

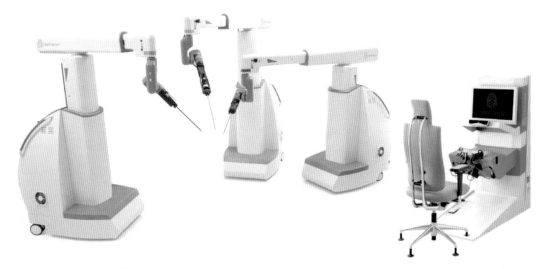

图 4-2 TransEnterix Surgical 公司的 Senhance 手术机器人

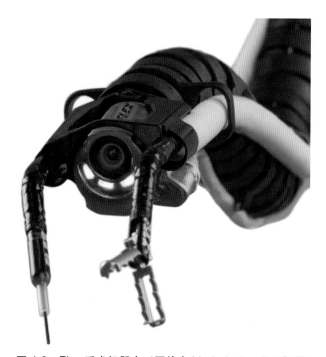

图 4-3 Flex 手术机器人（图片由 Medrobotics 公司提供）

Flex 手术机器人机械操作臂可以深入肠腔距肛缘约 17cm 处，并根据患者和病变位置的不同，最深可达 23cm 处。这是一种新型手术机器人系统，还没有开展 Flex 和 TAMIS 系统的随机对照试验。Paull 等使用 Flex 手术机器人实施了一种经肛门切除直肠间质瘤的手术。使用 Flex 手术机器人的经验使医生能够结合达芬奇 Xi 手术机器人进行双机器人经肛门全直肠系膜切除术。目前 Flex 手术机器人被作为一种腔内手术机器人进行推广，然而其应用范围正在迅速扩展，将来会有更多手术用途。

4. Lumendi 公司的 DiLumen C2 手术机器人　DiLumen C2 手术机器人并不是一个独立的机器人平台（图 4-4），作为腔内介入设备，它可以结合内镜来使用。DiLumen C2 手术机器人由 1 个双球囊鞘和 2 个容纳柔性关节器械的通道组成。这些器械使用类似于传统腹腔镜的方式控制，铰接式机械关节可提高牵拉和分离组织的能力。目前可用的仪器包括单极内镜抓手和内镜剪刀。双球囊技术可建立一个"治疗区"，球囊在此连续充气，从而拉直和稳定正在进行操作的结肠段，因此医师可以更精确、更容易地完成内镜下对黏膜的剥离。DiLumen C2 手术机器人于 2018 年 5 月获得美国 FDA 的批准。

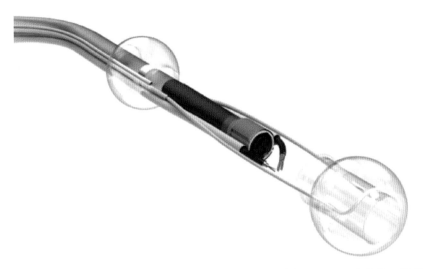

图 4-4　Lumendi 公司的 DiLumen C2 手术机器人（图片经 Lumendi 公司许可转载）

（二）等待美国 FDA 批准的设备

等待美国 FDA 批准的设备包括 CMR Surgical 公司研发的 Verb Surgical 手术机器人（图 4-5）、Virtual Incision 公司研发的 Virtual Incision 外科机器人、Titan Medical 公司研发的 SPORT 手术机器人等。表 4-2 提供了上述手术机器人的功能概述。

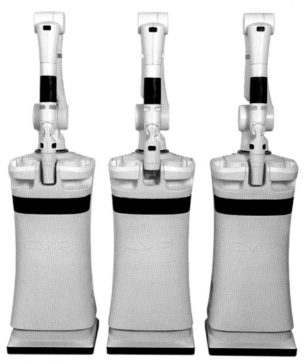

图 4-5　CMR Surgical 公司的 Verb Surgical 手术机器人（图片经 CMR Surgical 公司许可转载）

表 4-2　等待 FDA 批准的机器人平台

开发者	名称	特点	发布日期
Verb Surgical 公司（Johnson & Johnson/Google）	待定	未公开披露	待定
CMR Surgical 公司	Versius	三维镜头 便携式 5.8mm 全可动铰接器 坐式或站式操作台 占用空间更小 仿生机械臂	待定
Titan Medical 公司	SPORT	三维镜头 单端口系统 单机械臂推车 多范围覆盖 铰接式工具	待定

续表

开发者	名称	特点	发布日期
Virtual Incision 公司	Virtual Incision	三维镜头	待定
		单端口系统	
		需要较大切口	
		小巧，重量不足 2lb（1lb ≈ 0.45kg）	
		多范围覆盖	
		自由工具头	
		可以重复消毒 10 次	
Distalmotion	Dexter	两个独立的机械臂	待定
		应用腹腔镜套管针	
		应用腹腔镜手臂	
		外科医生无菌操纵台	
		5mm 全可动铰接器	

四、展望与未来技术

自动化、组织识别、磁共振成像和触觉反馈是目前正在研究的众多技术中的一部分。2016 年，Shademan 等开发了 Smart Tissue Autonomous Robot（STAR）系统，该机器人利用近红外荧光和三维视觉跟踪系统在猪的小肠上进行了体内和体外的半自动吻合。机器人实验组与手工对照组相比，其吻合具有更好的防漏张力和更精确的缝合位置，然而吻合所需的时间明显延长（分别是 50 分钟和 8 分钟）。除了对自动化技术的研发，磁共振成像集成已经由 Porpiclie 等在机器人前列腺切除术中进行了测试。依据高分辨率磁共振成像（MRI）构建前列腺的虚拟三维模型，然后将其集成到当前的达芬奇机器人显像软件中。目前只对 6 名外科医师进行了一项观察性研究，虽然他们给这项技术的实用性打了 9 分（满分 10 分的 Likert 量表），但是这项技术真正应用于临床还需要通过进一步的研究来验证。

五、总结

微创外科技术的发展取得了长足的进步，技术的发展速度超过了试验来验证其效果的能力，希望这不会影响外科医生寻求更好的手术方法。在这场机器人技术革命中应该记住：腹腔镜技术曾遭受到广泛的批评和质疑，通过一些人的不懈探索才取得了今天的成就。同样，手术机器人也会引领更加辉煌的微创外科新时代。

第 5 章

机器人辅助结直肠手术教学培训

Amir Bastawrous

一、简介

　　机器人手术是利用计算机辅助的设备和平台进行手术，此项新技术推动了微创外科的进一步发展。但是外科医生并不能直接从开腹或腹腔镜手术的经验中获得机器人手术的相关技巧。在机器人手术中，由于外科医生与手术台分离、缺乏触觉反馈、术野受限、机身庞大等原因使得手术过程中医生要持续保持高度警惕，以防止患者受到意外伤害。因此，精准且详细的技能培训是必不可少的。目前一个已被证实有效的分段学习法可以帮助医生迅速掌握这门技术。

　　当前，达芬奇机器人手术系统（Intuitive Surgical，Sunnyvale，CA）在机器人平台中占据主导地位。截至 2018 年 6 月 30 日，世界上共有 4666 套达芬奇手术系统。随着机器数量的持续增长，机器人手术的总量及比例也随之增加。2008—2013 年，传统腹腔镜手术的手术量下降了 39.4%，而机器人辅助手术的手术量增加了 250.0%。机器人辅助结直肠手术在接受度和普及率方面不如机器人辅助泌尿外科和妇科手术，因此可以借鉴后两者的经验。尽管最初曾存在质疑和阻力，但以美国为例，机器人辅助结直肠手术的数量正持续增加。大学健康系统联盟（UHC）临床数据库的一项研究指出，2011—2015 年，机器人辅助结直肠手术量增加了 158%，开展机器人辅助结直肠手术的机构数量也正在增加。

　　最近有几家公司（如 Transenterix、Medrobotics、Verb 等）先后进军机器人手术市场，并且已经涉及结直肠手术领域。虽然本章中详细介绍的培训指南可以应用于其他大部分机器人平台，但在细节方面，不同的机器人平台还是会有所不同。因为达芬奇机器人系统是应用最广泛的手术平台，本章将集中探讨达芬奇机器人手术平台的培训。

　　虽然目前对于机器人辅助结直肠手术的培训没有一致的、可行性强的指南，但美国 FDA、联合制造商和专业协会联合发布了相关的指导方案。结直肠外科医师项目指导者协会（Association of Program Directors for Colon and Rectal Surgeons，APDCRS）从 2010 年开始系统地开展和实施了一项培训课程，这项课程已成为适用于美国和加拿大所有结直肠肿瘤研究人员的培训课程（图 5-1）。临床实践也证实了该培训课程对大多数学员是有帮助的。

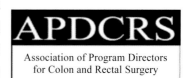

图 5-1　APDCRS 培训课程

APDCRS 青年委员会对会员的调研显示，92% 的会员已经开展了机器人辅助手术。他们还发现，在盆腔手术（尤其是直肠癌手术）中，外科医生们更倾向于使用机器人进行手术。对当前完成培训项目的医生进行的一项范围更大的调查发现，尽管机器人系统存在局限性，并且外科医生们在学习期间未接受过正式培训，但机器人技术仍然是大部分外科医生实际工作的一部分。

APDCRS 机器人结直肠手术培训流程如下。

完成以下 1 ~ 5 项课程以获得高级课程的培训资格。

1. 达芬奇机器人技术在线模块：在外科社区网站上完成一套包含达芬奇机器人系统的基本操作技能和手术操作的交互式在线模块训练。

2. 达芬奇机器人技术服务及技能模拟概述

（1）由临床器械商在医院进行现场介绍及讲解。

（2）完成由 APDCRS 规定的技能模拟器模块训练并获得 90% 以上的分数（或者没有模拟器的学员需完成操作台技能训练）并提交结果。

1）缝针过圈（将针穿过标记位置的圆环）。

2）套环（左手用器械抓住圆环，然后将其转移到右手的器械上，并将其套在柱子上）。

3）镜头定位（将目标球置于十字准星的中心）。

4）能量转换。

5）缝合海绵（器械持针从海绵上的标记位置插入，再从标记位置穿出）。

3. 参加 3 场由外科医生主持的网络研讨会：议程可包括操作技术 / 技巧、故障排除、复杂病例、先进技术的应用、职业发展。

4. 将所有机器人手术病例输入由 APDCRS 提供的案例日志系统中。

5. 在高级课程申请截止日期前，在 APDCRS 病例日志系统中添加 5 个作为主刀外科医生的达芬奇机器人手术病例。

6. 参加高级课程。

7. 满足以上要求，并完成 20 个主操控台和 10 个辅助操控台手术的学员，在获得考官的认证后，可由外科机构颁发培训合格证书。根据 APDCRS 项目主管的规定，手术成员的定义是作为主操控台外科医师或辅助操控台外科医师完成整台手术中超过 50% 的手术操作。

二、培训概述

培训项目包括机器人手术的基本操作技能训练和应急程序学习。美国 FDA 要求机器人制造商提供诸如此类的培训项目。最近的一个诉讼案件，从侧面反映出手术准备不充分、技术不完善对患者预后造成的不良影响。

对于患者、医院、外科医生和制造商来说，利益最大化的方法就是促进该项技术的学习。机器人结直肠手术培训的三个主要项目包括：①手术操作；②设备的使用；③针对特定的手术病例优化技术。

这些项目所需要的技术是截然不同的。学习如何进行右半结肠切除术、直肠切除术、腹会阴联合直肠切除术，或任何结直肠手术都需要解剖学、生理学和肿瘤学的相关知识。无论是开放式、腹腔镜还是机器人手术，组织平面辨认、必要的手术步骤及需要遵循的基本原则都是一样的。教授手术的同时教授一种新技术（机器人相关技术）是具有很大挑战性的。因此，学员的基础手术经验对于技能学习效率影响很大。接下来将重点讨论机器人技术的培训。

虽然腹腔镜手术所涉及的技术技巧与机器人手术的要求有所不同，但以往的腹腔镜手术经验和培训仍有助于机器人手术的学习。在机器人手术中有些步骤需要应用腹腔镜技术，包括腹部打孔、建立气腹、用器械识别组织张力、腹腔镜手术中的特殊分离技术等。在机器人手术培训之前是否需要先掌握腹腔镜技术是有争议的，一些研究表明，以往腹腔镜手术经验和培训经历可以帮助提升机器人手术的学习效率。腹腔镜手术基础训练（FLS™）标准盒模拟训练器可以提高初学者及腹腔镜手术经验较少的受训者针对机器人手术技能的学习效率。而另一些研究发现，通过正规的培训项目学习机器人手术并不需要腹腔镜手术的经验；然而其中一项研究的局限性在于它只对两名外科医生进行了比较。

目前，北美的普通外科住院医师培训的核心课程是腹腔镜培训。机器人手术的受训者大多具备腹腔镜手术经验，能够掌握基本的腹腔镜技术（包括三维视野和组织分离技术）。虽然机器人手术消除了腹腔镜二维视野手术的劣势，但存在缺乏触觉反馈的弊端。因此，以往的腹腔镜手术经验和视觉反馈在克服这一弊端中变得尤为重要。

在基础模拟模块上可以完成达芬奇机器人手术平台的基本技术训练，但优化及提升机器人手术操作技术则需要利用尸体或活体组织模块进行训练。

要完成这些培训项目，就需要为不同类型的学员量身定制课程。在进入下一个培训阶段之前，需要一个结构化的评估方法来评估相关技能的学习效果。笔者认为，培训阶段的进阶应该基于能力的提升，而不是时间的累积。培训的第一阶段（学习设备）对于任何水平的学员来说都是相似的。培训的第二阶段（针对特定病例熟练使用机器人平台）根据学员身份的不同（住院医师、专科医师、进修医生或研究生等）培训内容也各不相同。

大多数已出版的培训课程是大同小异的。虽然细节和顺序可能略有不同，但大多包括模拟标本模块、视频回顾、模拟器练习、副操控台训练、动物或尸体模块和主操控台训练等（图 5-2）。

三、第一阶段：学习设备和系统组件

（一）步骤 1：在线模块

学习机器人平台的第一步是在手术直播平台网站 https：//us.davincisurgerycommu-nity.com 上完成一套互动式在线学习模块训练，包括达芬奇机器人系统的基本设计和操作原理（图 5-3）。这些模块包括一组视频资料和阶段考核，其中包括系统概述、操控台、

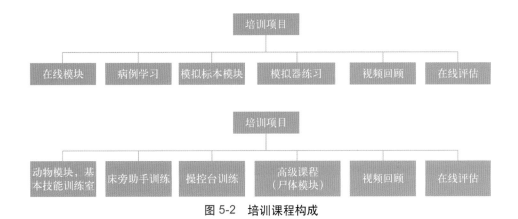

图 5-2　培训课程构成

手术床旁机械臂、摄像头机械臂和电外科学等方面。对于可以使用达芬奇机器人系统的学员来说，这些特定模块和软件版本都是特别定制的。每位学员都需要完成模块学习并通过考核，从而获得相应证书。这些模块可在培训过程中或将来的任何时候用于复习或回顾。例如，在进行活体动物或人体模块强化学习前，可返回这些模块进行复习。只要学员在使用这些模块时摆正心态、足够认真，那么这些模块将是最有效的训练工具。虽然它们可能看起来（实际上也是如此）非常基础，但如果认真正确使用，它们可以弥补学员在专业知识等方面的空缺。

（二）步骤 2：系统概述

该步骤通常在医院手术室或模拟训练室中进行，由受训者和临床器械商（CSR）一对一进行。临床器械商是一线人员，每天负责指导外科医生进行设备操作、故障排除，并在需要时提供技术援助。

CSR 与学员一起回顾在线模块中所学的大部分内容（图 5-4），包括系统组成、配件、仪器的使用等。通过设备对接、故障排除和病例规划等方面的讲解，帮助外科医师为实际手术病例做好准备。这对于没有参加过住院医师培训或专科培训的外科医师来说尤为重要。对于成熟的外科医师来说，机器人训练课程可做适当压缩。

CSR 的教学包括指导摄像头机械臂、床旁机械臂和外科医师操控台的各项准备工作。他们可帮助指导机器人器械和摄像头的选择、Trocar 位置选择和机械臂对接，以及应急反应程序和设备安全特性的教学。在此阶段顺利完成后，CSR 将批准学员进入下一阶段培训。

（三）步骤 3：模拟器

机器人模拟器具有高保真、可重复练习的特性。达芬奇机器人手术技能模拟器由一个附加到机器人操控台的设备组成（图 5-5），能将虚拟视觉技术与操控台系统集成在一起，是最广泛使用的模拟器。当前市场上有几种达芬奇机器人模拟器系统可供购买。

虽然并不是每个外科医师所在的医院或培训中心都配备了机器人模拟器，但是他们可以选择借用机器人模拟器，或到配有模拟器的机构去练习。目前的机器人模拟器拥有先进的成像技术，也方便学员通过循序渐进的方式来学习新技术。它以特定的程序帮助

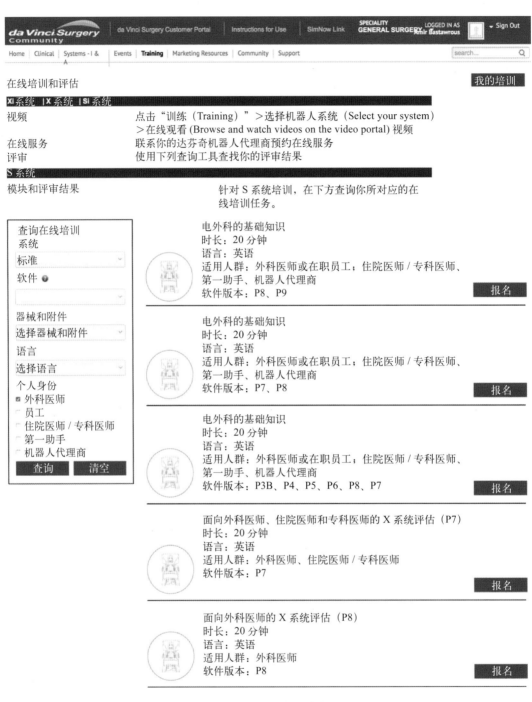

图 5-3　在线培训模块

新学员熟悉机器人系统，帮助经验丰富的外科医师提升他们的操作技术。本章后半部分将详细说明正在开发的针对具体手术步骤的增强现实模拟技术。一些研究表明，达芬奇机器人手术技能模拟器训练能够提高学员模拟练习和实际手术中的技能水平。2016 年的一项系统综述研究了所有可用于达芬奇机器人手术系统的商业化的虚拟现实模拟器的相

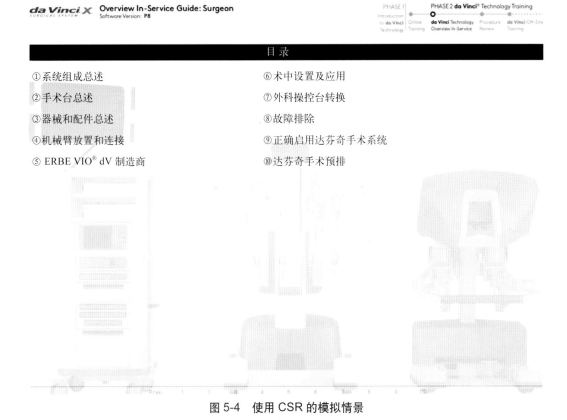

图 5-4　使用 CSR 的模拟情景

关文章。

　　如果没有机器人模拟器，可以利用物理模型或其他材料建立模拟器来练习相同的操作技能。制备这些模拟器的过程比较烦琐，并且大多规格不一、缺乏正式模拟器的跟踪训练功能，但它们能为学员提供安全有效的练习环境。

　　下面列出的模拟练习已应用于结直肠机器人手术培训课程当中（图 5-1），学员成绩要求达到 90 分以上方可完成培训。

　　当然，其他的模拟器对培训也是有帮助的。胸部外科机器人专业推出了一个更详细的培训和练习方式。当然，该方式并不局限于胸部手术培训（图 5-6）。

四、第二阶段：特定手术病例的优化训练

（一）步骤 1：病例观摩

　　病例观摩可以让学员们看到他们在网上或模拟器上练习时所对应的真实手术场景。住院医师或专科医师可以直接到手术室学习，但是外科实习生则需要到相应的医疗中心向经验丰富的外科医师学习如何利用机器人平台进行手术。网上观看机器人手术视频也是一个重要的资源获取方式。

　　执业外科医师、专科医师和住院医师的培训过程差异很大。

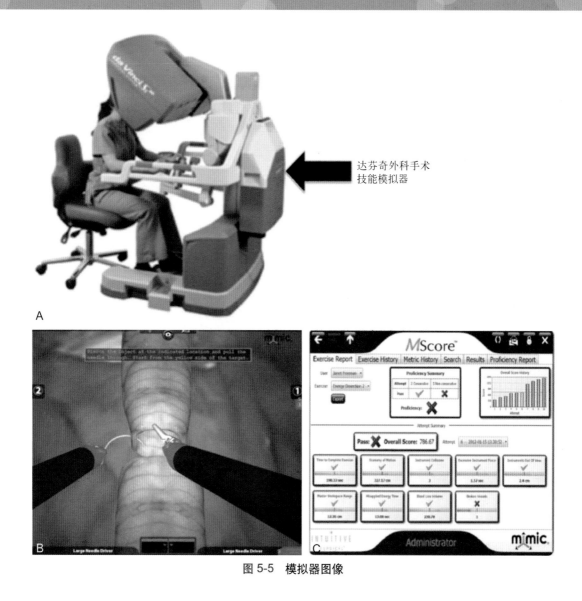

达芬奇外科手术
技能模拟器

图 5-5　模拟器图像

步骤 1a：执业外科医师病例学习

初次学习机器人系统的外科医师可能在腹腔镜和开放手术方面的经验不尽相同。一种新的工具出现并不能影响手术方式的选择，开腹、腹腔镜或机器人手术的适应证大体相同。执业外科医师将需要投入时间和经费来完成培训，成为机器人手术方面的专家。手术经验越丰富，往往回到学习者的心态也越困难，要避免这种心态从而安全有效地掌握机器人手术技术。

对于外科专科医师和住院医师来说，病例观摩是一个很好的机会，可以作为今后主刀手术的重要参考。要充分利用这次学习机会，尽可能多地向外科专家提问，如操作孔布局的理念和技巧、下一步的手术方案等。可以与外科专家建立联系，以便在自身学习曲线的后期阶段多向他们请教。如果有机会学习多个手术病例，就一定要充分利用这些机会。

训练科目	项目	练习提示
视野定位 1 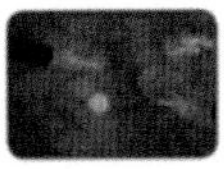	• 摄像头和分离钳	在摄像头移动的过程中，保持手术器械在视野当中并尽量在视野中央。掌握此项技术有助于术中在目标附近移动手术器械时保持器械和目标组织均在视野中央
视野定位 2 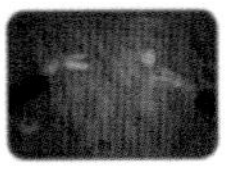	• 摄像头和分离钳	在此项训练中观察摄像头图标来确保视野方向正确。时刻注意保持摄像头旋转到正确角度
能量转换 1 和 2 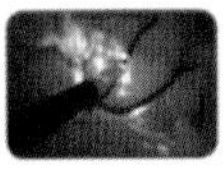	• 能量器械和组织分离	注意按照指示使用单极和双极能量器械。你也许会注意到这些训练和在手术分离过程中处理小的出血点之间的相似之处
能量器械和组织分离 1 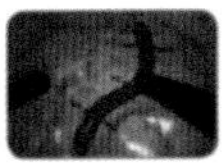	• 能量器械和组织分离	此项训练的目标是凝闭大血管周围围绕的六根小血管。在凝闭小血管之前，看看你能否通过双极能量器械前端打开大血管后面的空间，从而充分游离大血管，这样做可以避免损伤大血管造成出血
能量器械和组织分离 2 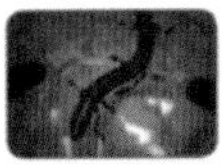	• 能量器械和组织分离	此步骤和上一步骤相似，但是一些小血管在操作过程中会再次出血。需要规划相应的解剖平面和手术路径
控制面板 3 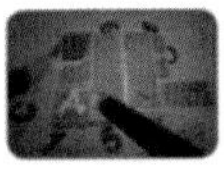	• 操控机械臂 2	同时开放两个通路时，需要应用第四个机械臂来完成这个训练。注意器械不要过度用力导致损伤造成出血。一旦发生损伤出血，则需要重新调整器械
精准定位 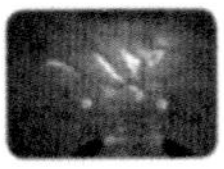	• 持针练习	练习用针灵敏地穿过不同的目标。虽然有些技术不会出现在手术操作中，但这项练习是帮助适应操控台的一个好方法
重复练习 2 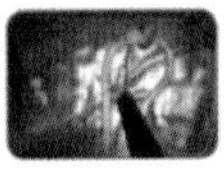	• 摄像头和分离钳	通过重复练习来不断提高技术水平。练习分离钳，提升在"主要操作空间"中的精准度
重复练习 3 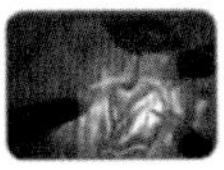	• 摄像头和分离钳	在安全使用三种器械的同时，练习使用第四只机械臂进行一些有难度的操作

图 5-6　达芬奇机器人手术模拟器练习

步骤 1b、c：专科医师和住院医师病例学习

结直肠手术学员可能在普通外科培训期间初步积累了部分手术经验并且观摩了个别手术病例。他们在实习过程中参与的第一个手术中往往是充当助手的角色。一般需要完成 10 次助手操作（而不是作为主刀医生）才能获得相应的证书（图 5-7）。这可以让学员们有充分的时间逐步熟悉系统。对于缺乏手术经验的外科医师来说，病例观摩还提供了一个系统的学习机会，包括主刀医师对机械臂的控制、手术器械更换、避免器械碰撞，

以及如何做好一名助手等方面。通过这些训练，当住院医师或专科医师开始独立手术时，他们可以作为老师更好地培训身边的手术助手。

执业外科医师、住院医师和专科医师需完成的达芬奇系统在线培训（推荐）	
基于视频的练习：系统配件总述，系统配件使用指南，EndoWrist 器械和附件，高阶技术	• 通过 www.davincisurgerycommunity.com 来获取适用于多种达芬奇系统模块的培训视频
完成达芬奇系统总述实操培训	
实际训练：系统组件、机械臂放置、连接，EndoWrist 器械，手术操控台，应急程序，以及系统关闭	• X 代、Xi 代和 Si 代达芬奇手术系统服务指南概述
完成达芬奇系统在线评估	
上述训练是达芬奇系统在线评估的先决条件。在完成评估后可获得培训证书	• 注：完成达芬奇系统在线评估后如何获取证书？请点击"如何打印证书"操作指南
作为达芬奇系统操控台和辅助操控台医师的操作评分	
从外科主任或项目负责人处获取达芬奇系统培训和操作的证书	
将在线培训证书、病例记录和验证证书的副本提交给外科代表	

图 5-7　获得证书的要求

（二）步骤 2

步骤 2a：执业外科医师基本培训课程

外科实操训练课程历时 1～2 天。受训人员将前往培训中心，在动物活体和尸体上进行练习。学员必须完成培训并通过考核以获得证书。有时在国际会议期间也会提供这些课程。

步骤 2b、c：住院医师及专科医师基础训练课程

基础训练课程通常包含在现场课程之中，对于住院医师和专科医师来说可以略过不学。只有确认拥有多次手术助手经验的学员才能获得证书。

（三）步骤 3

步骤 3a：执业外科医师的第一例手术

对于执业外科医师来说，遇到符合适应证、手术简单易行、手术预约时间恰当的病例是不容易的；确保在基础训练后的第一周或第二周有 1～2 例实际手术的机会，此时学习记忆和肌肉记忆处于最佳状态。医院的资格认证标准不同（各医院之间甚至各专科医院内部的认证差异巨大）决定了所需练习手术次数的不同。对于指导老师的资质要求，医院资格认证委员会一般认为指导老师与受训医师应具有相同的专业方向、拥有适当的手术经验并获得医院授权。事实上，很难同时协调到合适的指导老师、病例、机器人手术预约时间，但这些都是手术成功的关键。

指导老师应协助学员进行手术规划、切口布局、机器连接、器械选择和病例安排。随着手术的进行，他们还应该提供技术建议和操作技巧提示。在培训课程中指导老师间可能持有相互矛盾的观点，这些观点在帮助学员提升技术的同时，也会扰乱学员的手术思路。因此，外科医师和指导老师的相互配合至关重要。

步骤 3b、c：住院医师和专科医师的第一例手术

对于住院医师和专科医师来说，需要在手术台上见习一段时间后才能开展第一例手术。得到一个在操控台进行手术的机会将有助于住院医师获得对机器人手术的兴趣和热情。类似于开腹或腹腔镜手术，学员获取经验的速率取决于指导老师的技术水平。如果指导老师是一个刚主刀完成了 10 ～ 30 例手术的主治医师，他能提供的技术帮助有限，让学员使用操控台主刀进行手术是不现实的。而如果指导老师是一位水平高超的机器人外科医师就不同了。指导老师可以选择在辅助台，利用摄像头来精确地指导学员。如果有其他外科医生、医师助理或急救人员提供床边协助，指导老师可利用双控制台系统的其中一只机械臂移动摄像头或使用引导箭头来直接协助住院医师或专科医师完成手术操作（图 5-8）。他们还可以快捷地切换操作人员模式（无须交换位置）来演示或者帮助学员完成手术，这可保障培训更加高效。

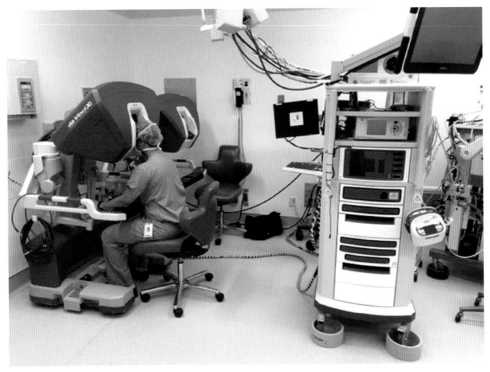

图 5-8　双控制台

在培训过程中，指导老师通常可以提供与学员能力相适应的辅助教学。例如，在培训的早期，可允许住院医师做一些低风险的操作来检验他们的基础技术水平，如分离结肠侧韧带。然后可允许他们进行难度更高的手术操作，进而给予他们进行腹腔内吻合术的机会。住院医师或专科医师完成这一步骤的快慢取决于指导老师的经验和专长、受训人员的技术水平及病例难易程度。普通外科住院医师的优势在于他们至少拥有 5 年的临床经验并掌握多种专科技术。结直肠专科医师需要在 1 年内掌握相关技术，同时还要学习结肠镜检查、腹腔镜手术、肛肠手术技术等。相比于住院医师，他们的一个优势是可以专注于有限的病种来精进专科技术。

（四）步骤 4

步骤 4a、b：执业外科医师和专科医师高级课程

完成初级课程后，受训人员将继续学习高级课程。这是一个历时 1 ～ 2 天的课程，将由一位经验丰富的机器人外科医师利用尸体来进行低位直肠前切除术、右半结肠切除术和体内吻合术演示。这个课程帮助受训者在轻松的环境中来进一步增加手术经验。对于执业外科医师来说，他们或许操作不熟练，但是他们已经具备解决这些问题的能力。对于专科医师来说，这是一个在没有指导老师陪同下第一次主刀的机会。

在极少数情况下，普通外科住院医师会参加高级课程。只要符合培训标准，住院医师和专科医师可以获得同等的资格证书（图 5-7）。

这一阶段，学员应该大量观看相关专家的手术视频，学习手术步骤和机械臂操控技术，持续在模拟器上练习从而不断提高操作的熟练度。

五、学员技能评估

全球机器人技能评估法（GEARS）是最常用的评估受训人员技能熟练程度的方法（图 5-9）。GEARS 工具提供了一种客观的反馈机制，利用即时反馈系统可以帮助学员纠正错误，提高操作技术。

六、机器人培训的未来

Intuitive Surgical 公司与 3D Systems（Rock Hill，SC）公司合作，创建了逼真的人体模拟模块，外科医师可以模拟手术中的关键步骤，如子宫切除术、前列腺切除术、腹股沟疝修补等。结直肠手术的模块，如右半结肠切除术和体内吻合术也已提上日程，随后会纳入培训课程。这些高级的模拟模块拥有更高的保真度和画面清晰度。

InTouch 公司致力于远程手术指导系统的研发。这可以让国际知名专家足不出户培训世界各地的外科医师。利用摄像机提供的手术室视图和机器人摄像头呈现的手术图像，专家可以提供遥控和口头指导，达到与面授同样的效果。

更先进的模拟器有望利用增强现实和虚拟现实（virtual reality，VR）技术更好地重现手术体验。对患者进行术前成像（CT 或 MRI）和 VR 图像三维重建，使外科医师在

日期：　　　　　　　　　　　　　　　　评估人编号

操作者编号：　　　　　　　　　　　　　主治医师编号：

全球机器人技能评估法

空间感知

1	2	3	4	5
常常越过目标，摆动幅度大，纠正缓慢		偶尔越过或丢失目标，但能快速纠正		在正确的平面上准确对准目标

双手灵活度

1	2	3	4	5
只可以使用一只手，忽略非惯用手，缺乏协调性		可以使用双手，但配合较差		双手配合熟练，术野暴露充分

效率

1	2	3	4	5
无效操作多；操作不准确；手术步骤不熟练		虽然速度较慢，但操作较为准确合理		效率高，操作安全、规范

力觉感知

1	2	3	4	5
动作粗糙，损伤、撕裂组织，控制能力差，缝线经常断裂		处理组织较好，对邻近组织有轻微损伤，缝线较少断裂		施加张力适当，对邻近结构的损伤可忽略不计，无缝线断裂

独立手术能力

1	2	3	4	5
需要较多指导，手术失败		能够在适度的指导下安全地完成手术		能够在没有提示的情况下独立完成手术

机器人操控

1	2	3	4	5
对摄像头、机械臂控制差，需经常调整，与助手配合差		视野需较少调整，偶尔需要重新安置手臂，与助手配合较为默契		以最佳位置独立控制摄像头和机械臂，与助手配合默契

病例难度

1	2	3	4	5
解剖结构简单		解剖结构较复杂		解剖结构复杂、难度大

总分：

图 5-9　GEARS

正式手术前能反复进行机器人手术模拟练习。对于标准化手术技术进行客观评估，将使评估方式更加公平化。

七、学习曲线、认证和技能维持

机器人手术的资格认证没有标准化，不同机构不同专业间差别巨大。有的医院需要进行单独培训和认证。有的医院则需要熟悉机器人手术的专业人员考核新入职外科医生，让他们进行 1 ～ 4 例手术，确定其是否具备机器人手术能力。还有一些医院要求对手术录像进行审核或直接对手术进行监督。

另外，重复认证也是很重要的环节。有的医院要求每年至少完成 20 台机器人手术才能维持机器人手术权限，也有医院只要求完成 10 个病例。有数据表明，每年机器人手术量少于 20 例的外科医生，其手术质量比使用机器人进行手术频率更高的外科医生差，如出血量增加、手术时间延长。机器人手术培训指南推荐，外科医生每个月至少应该完成 1 ～ 2 例机器人手术来保持操作熟练度。

一项研究显示，在结直肠手术中，最开始的 9 ～ 11 例为技术的学习阶段，随后 12 例为巩固和增强阶段，最后 20 例为机器人手术的精通阶段。Bokhari 的研究也证实了这一结论。有趣的是，Kim 等认为即使一个只完成了 13 例腹腔镜手术的新手，也能在 20 个病例内熟练完成机器人全结肠系膜切除术，且不增加并发症发生率。另有一项研究表明，进行机器人手术能降低腹腔镜下全直肠系膜切除术手术学习曲线的曲度。

八、通过众包对机器人技术进行客观评估

在整个培训过程和临床技能提升过程中，需要对学员进行持续的评估。一般培训结果分析往往需要几个月甚至几年的时间，这样既不能及时发现技术上的薄弱点，也不能有效促进手术技术的提高。

贯穿外科医生职业生涯的整个过程，从初始培训、认证、再认证直到专业持续发展阶段都需要对外科技术进行标准化评估。为了弥补这一缺陷，有公司（C-SATS，Seattle，WA）利用在线众包反馈系统和外审专家来评估外科医生的职业技能。他们将手术分解为几个关键步骤，并利用 GEARS 系统工具和多项评估程序对上传的机器人手术视频进行快速评价反馈。经过验证表明，众包反馈系统可与专家评审的效果相媲美。无论是新手还是经验丰富的机器人外科医生都可以通过这个系统得到客观评价和技术指导。

九、社交媒体和在线资源

一些社交媒体已经成为结直肠外科医生进行培训和技术交流的平台。机器人结直肠手术兴趣小组是一个固定的脸书群组（facebook.com），拥有超过 1000 名成员。这些帖子的内容包括技术询问、临床建议、病例分享、最新进展和手术视频的分享。推特（twitter.com）也成为外科医生分享、讨论机器人手术使用的热门媒体，在 #roboticCRS

标签下可以找到关于机器人结直肠手术的帖子和讨论。油管（youtube.com）长期以来一直是机器人手术视频的存储库，一些专家和 APDCRS 正在利用这个平台来为学员提供教育资源。前沿外科手术频道（aischannel.com）是一个十分有用的在线平台，可以在全球范围内进行外科手术直播。

第 6 章

完全机器人下右半结肠切除术

Robert K. Cleary，Craig S. Johnson

一、背景

在行微创右半结肠切除术时，腔内吻合比体外吻合更具优势。这两种术式的区别不单是吻合操作是在体内还是体外完成，结肠及其系膜的牵拉程度以及标本的取出方式也大为不同。腔内吻合术和体外吻合术应该更加准确地描述为全腔镜手术技术和腔镜辅助手术技术。微创右半结肠切除术体外吻合技术的特点是切口通常位于上腹正中线，切口疝的发生率为 8%～12%。一些患者横结肠不易牵拉到腹正中切口，过度牵拉可能会导致其系膜出血，为此不得不延长切口，导致术后胃肠功能恢复时间延长。

腔内吻合在完成组织游离后，进行镜下吻合。因为对横结肠及其系膜的牵拉幅度较小，所以横结肠移位较少，取标本的切口可以选在中线以外的位置，一般取下腹部横切口，其切口疝发生率＜ 2%，切口的大小取决于病变标本的大小。

二、术前准备

患者病史采集应当包括家族史，需要重点鉴别遗传性非息肉病结肠癌和其他遗传相关癌症，这些患者需要进行全结肠切除或回肠储袋 - 肛管吻合术，而不仅是右半结肠切除术。结肠镜检查可排除多种原发肿瘤。完善胸腹部及盆腔 CT，明确有无转移灶，必要时行新辅助治疗。在加速康复外科理念指导下改善患者合并症、全身营养状态并进行合理的术前教育。术前口服抗生素和碳水化合物，进行肠道准备和糖原负荷 [糖原负荷法：在手术前 2 小时饮用 8～10oz（1oz≈28.35g）的透明碳水化合物饮料，能够降低手术应激反应和胰岛素抵抗的生理效应]。在术前准备时即开始进行多模式疼痛管理，措施包括口服对乙酰氨基酚、加巴喷丁或进行腹横肌平面神经阻滞。

手术团队要充分了解高碳酸血症、空气栓塞、心动过缓和皮下气肿等气腹相关的风险及相应防治措施。

三、手术室布置和患者体位

机器人手术团队应能够熟练地操作手术台、机械臂系统、成像系统、外科控制台并放置器械。麻醉团队应做好准备应对机器人操作相关的气道问题。麻醉医师还可协助手术医生调整手术床，应用荧光成像来评估肠道活力。成像系统应便于术者观察，一般置于无菌区外患者右足部外侧。外科医生控制台的位置应能使术者看到手术床与助手，便于术者和助手沟通。

　　将患者置于手术台之前，在手术台上铺上泡沫防滑垫以防止患者因手术床旋转而移位。帮助患者取仰卧位，垫好各受压部位，尤其注意保护肘部，以防尺神经损伤，双手置于中立位，收拢双臂，防止过度伸展损伤桡神经。放置泡沫垫固定腰部和胸部。根据患者的合并症情况决定是否导尿并精准调整输液量。床旁机械臂系统置于患者左侧（图6-1）。

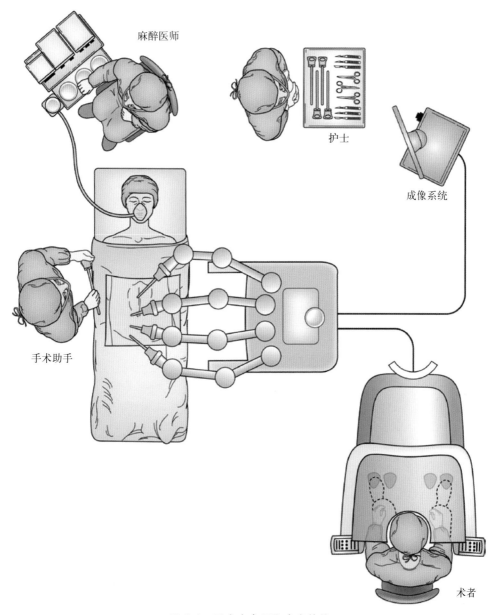

图6-1　手术室布置和患者体位

四、穿刺孔设置和标本取出切口位置

Xi 系统的机械臂相比 Si 系统增加了关节灵活性，降低了碰撞的风险。因此，Xi 系统穿刺口排布方案的重点是让机械臂朝同一方向运动，而不是像 Si 系统那样朝不同方向倾斜排列。通常于中线左侧的肋下缘，利用气腹针或 Trocar 建立气腹。

（一）对角线穿刺孔布置（图 6-2）

建立气腹后，在镜头直视下放置四个机器人 Trocar，呈对角线或近似对角线（半圆）排列。镜头放置在肋下的 Trocar 中，相距 7 ～ 8cm 放置三个 Trocar（R1 ～ R3），最后一个置于耻骨中线。如果肋下为 5mm Trocar，则将镜头暂转到另外三个 Trocar 之中，以便将肋下 5mm Trocar 更换为 8mm Trocar（R4）。根据外科医生的习惯，为了更好地显露回结肠血管，可调整体位为右高左低、轻微头低足高位或头高足低位。机器人系统位于患者右侧，镜头臂连接 8mm Trocar（R2）。在定位完成后，连接其余机械臂至相应 Trocar。在镜头直视下置入操作器械：R1 使用 8mm Trocar，通常置入有孔双极镊或 CADIERE 钳；镜头使用 8mm Trocar 置入 R2，应远离中线，避免镜头离回结肠血管太近；剪刀、电钩、电外科手术器械和吻合器等可通过 13mm Trocar 置入 R3；通过 8mm Trocar 在 R4 置入第三机械臂来操控可旋转的弯头有孔抓钳。必要时，可在左下腹置入 5mm 或 8mm Trocar 作为辅助操作工具。

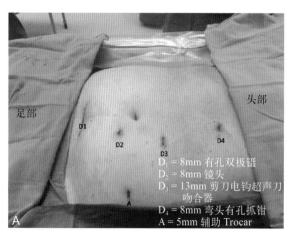

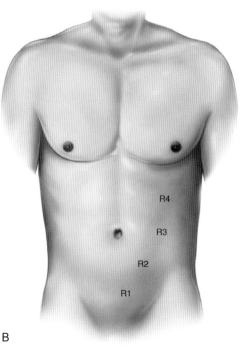

D_1 = 8mm 有孔双极镊
D_2 = 8mm 镜头
D_3 = 13mm 剪刀电钩超声刀
吻合器
D_4 = 8mm 弯头有孔抓钳
A = 5mm 辅助 Trocar

图 6-2　对角线穿刺孔布置

（二）耻骨上穿刺孔布置（图 6-3）

有些外科医生采取不同的穿刺孔布置方案。耻骨上穿刺孔位置远低于脐部，特别适合接受了腹横平面神经阻滞和有美容需求的患者。在腹中线附近放置一个 8mm Trocar（R2），手术结束时可在此做下腹部横切口取出标本。在 R2 右侧 7cm 处放置 8mm Trocar（R1），R2 左侧 7cm 处放置 8mm Trocar（R3），R3 左侧 7cm 处放置 13mm Trocar（R4），R4 左侧 5 ～ 7cm 处放置辅助操作孔 L1。患者取头高足低、右高左低位（约 5°）。将镜

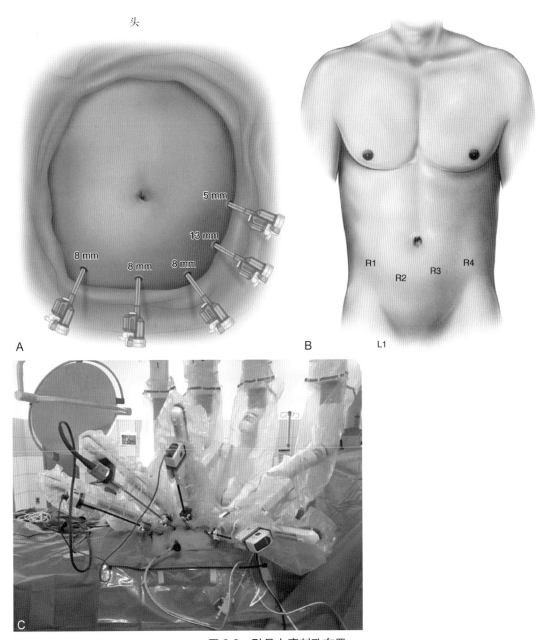

图 6-3　耻骨上穿刺孔布置

头置入 R3 后，以肝曲为目标点，在镜头直视下，将小号抓钳置入 R1，有孔双极镊置入 R2。R4 可用于置入剪刀、电钩、电外科手术钳和吻合器。该穿刺孔布置方案适用性强，可用于标准右半结肠切除术、扩大右半结肠切除术、横结肠切除术和结肠次全切除术。

上述两种穿刺孔布置方案的标本取出口可在原有 Trocar 的基础上做下腹部横切口，术后切口疝发生率较低。

五、手术步骤

见表 6-1。

表 6-1　手术步骤及难度分级

手术步骤	技术难度（1～5级）
1. 腹腔镜探查	1
2. 辨认回结肠血管和十二指肠	2
3. 由内向外游离系膜	3
4. 结扎回结肠血管	2
5. 游离回肠末端和肝曲	3
6. 游离回肠系膜和结肠系膜	3
7. 离断回肠和横结肠	3
8. 回结肠吻合	4
9. 取出标本	2

（一）腹腔镜探查

在连接机器人之前，首先进行标准腹腔镜探查，确定原发病变，排除转移病变及多发病变，并明确有无意料之外的伴发病变。外科医师的第一个操作就是用第三机械臂在回结肠血管的预计位置向上牵拉，显露回结肠血管。将近端回肠置于左侧腹腔，展开回肠系膜，即可轻松辨认回结肠血管。

（二）辨认回结肠血管和十二指肠

在连接机器人并在镜头直视下置入器械后，外科医师应首先辨认回结肠血管，用 R4 中的可旋转的单孔抓钳作为第三机械臂牵拉肠系膜，在回结肠血管的根部切开系膜，由内至外游离系膜和后腹膜之间的平面。在这个操作过程中，十二指肠可作为关键的辨认标志（图 6-4）。

明确系膜和后腹膜之间的平面后，由内侧向回肠末端、盲肠、升结肠和肝曲游离回结肠系膜。使用抓钳提起肠系膜，同时轻柔地向下解剖有助于游离后腹膜。十二指肠是辨认平面的关键标志。例如，在十二指肠下方进行游离时，可用抓钳将结肠系膜提到十二指肠上方，这样可使外科医师始终保持在正确的平面内操作。同时应注意将操作平面保持在肾前筋膜前方（图6-5）。

　　但是，部分患者由内向外游离比较困难，术中出血往往提示进入错误平面，此时术者应毫不犹豫地改用由外向内游离。游离时平面应解剖清晰，不必纠结于某一个困难平面。必要时应查找辨认输尿管，确保在游离过程中不会损伤输尿管。

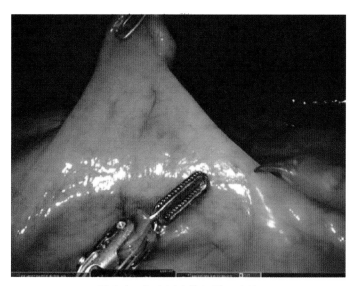

图6-4　向头侧牵拉回结肠血管

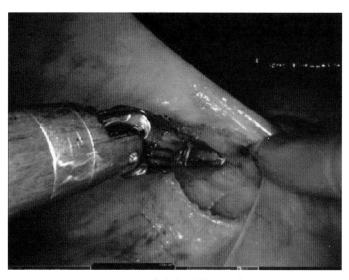

图6-5　由内向外游离系膜

（三）结扎回结肠血管

　　由内向外的游离便于辨认回结肠动静脉的走行。用夹子或电外科手术钳结扎回结肠血管。通过第三机械臂在系膜下放置可旋转的单孔抓钳，使离断回结肠血管后的显露更加清晰，并继续由内向外游离。腔内吻合需要将所有系膜从腹膜后游离出来，以便后续取出标本，因此由内向外的层面拓展是十分必要的（图6-6和图6-7）。

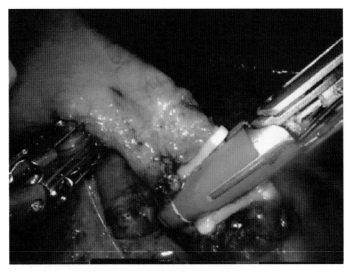

图 6-6　结扎回结肠血管

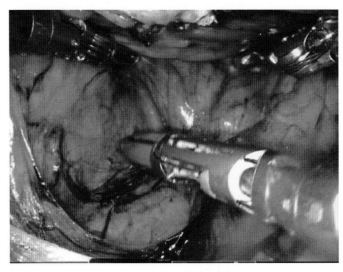

图 6-7　由内侧向外侧游离

（四）游离回肠末端和肝曲

在离断回结肠血管并将其系膜由内向外游离完成后，使用第三机械臂将盲肠向右上腹牵拉，由外侧向内侧游离回肠末端粘连带和结肠外侧系膜。使用单极电刀和（或）电外科手术钳将大网膜从肝曲和近端横结肠上分离下来。清晰显露离断的回结肠血管和十二指肠后，游离肝曲（图 6-8 和图 6-9）。

（五）游离回肠系膜和结肠系膜

当回肠末端、盲肠、升结肠和肝曲完全游离并离断回结肠血管后，将回肠末段的系膜和横结肠的系膜游离至拟定的离断点，并用血管夹或电外科手术钳在根部结扎、离断右结肠血管和结肠中血管右侧分支。此时，麻醉医师可以静脉注射 3ml 吲哚菁绿，确认拟定肠管离断位置的血供情况（图 6-10 ～图 6-12）。

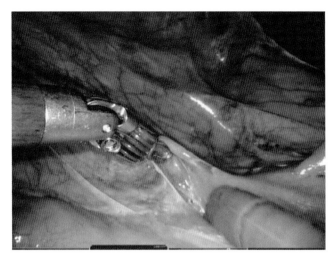

图 6-8　由外侧向内侧游离

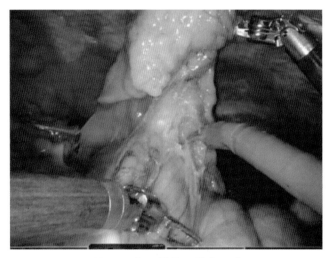

图 6-9　切开横结肠处大网膜

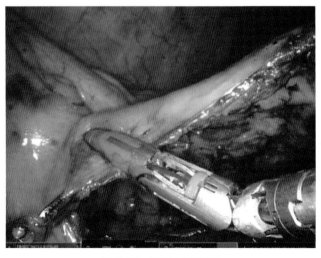

图 6-10　剪裁回肠系膜

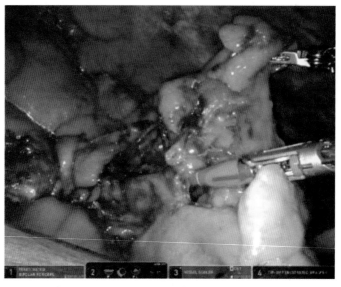

图 6-11　剪裁横结肠系膜

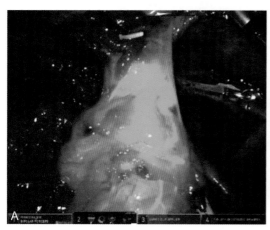
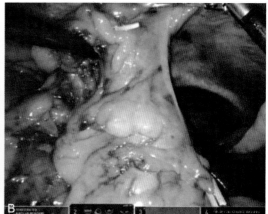

图 6-12　荧光显示横结肠血供

（六）离断回肠和横结肠

通过 13mm Trocar 置入机器人吻合器或腹腔镜吻合器，离断末端回肠和横结肠（对角线穿刺孔布置为 R3，耻骨上穿刺孔布置为 R4）。将标本放置在右上腹，确认标本完全游离（图 6-13 和图 6-14）。

（七）回结肠吻合

为了避免肠系膜扭转，可将离断的末端回肠以顺蠕动或逆蠕动的方式置于离断的横结肠附近。预置浆肌层缝线，对齐肠管，使用 R4（对角线 Trocar）或 R1（耻骨上Trocar）将拟定的吻合口向右侧牵拉，用剪刀切开回肠和结肠，机器人吻合器的一端置入结肠切口，另一端置入回肠切口，夹闭组织，完成激发，用缝线（3-0 倒刺线）或另一个吻合器关闭共同开口。

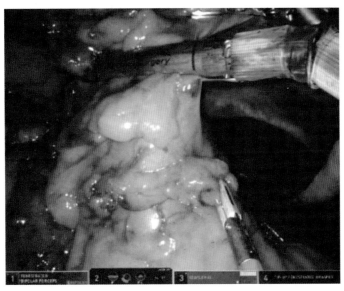

图 6-13　离断横结肠

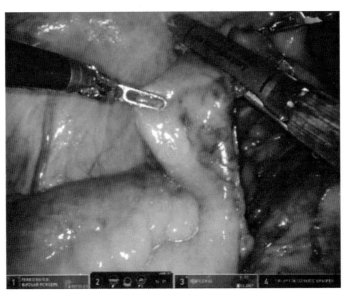

图 6-14　离断回肠

　　提示：如果进行顺蠕动吻合，在距回肠横断 2cm 处切开回肠，使吻合线不影响共同开口的缝合。

　　缝合共同开口时要特别注意三角区域，这是最常出现吻合口瘘的部位（图 6-15 ～图 6-17）。

　　（八）取出标本

　　吻合完成后，手术的机器人操作部分就完成了。在镜头直视下取出机器人器械，移除机械臂系统。在腹腔镜引导下使用 Carter-Thomason® 装置缝合 13mm Trocar 穿刺孔。

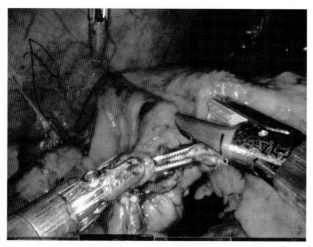

图 6-15　吻合器吻合

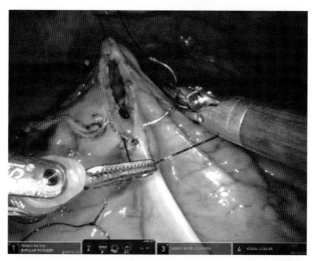

图 6-16　缝合共同开口

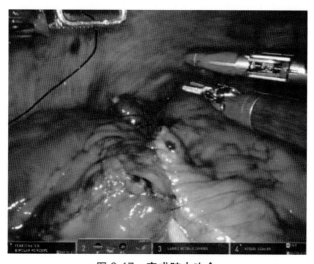

图 6-17　完成腔内吻合

在直视下取出其他 Trocar，仔细止血。延长耻骨上穿刺孔，放置切口保护套，取出标本。换手套后用单独的关腹器械缝合切口（图 6-18）。

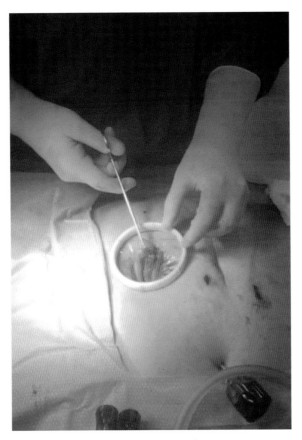

图 6-18　取出标本

六、总结

达芬奇机器人 Xi 系统辅助的腔内吻合技术特别适用于右半结肠切除术，与体外吻合相比，能够缩短术后胃肠功能恢复时间，降低切口疝发生率。美国国家机器人结直肠外科培训课程包括腔内吻合这一部分，其能够为年轻外科医生提供相应培训。随着机器人技术的不断进步，未来将进一步开发新的腔内吻合技术。

第 7 章

经自然腔道取出标本的机器人左半结肠切除术

Eric Haas

一、简介

随着新技术手段的应用，腔内吻合术（intracorporeal anastomosis，ICA）和经自然腔道取标本手术（natural orifice specimen extraction surgery，NOSES）的机器人微创结直肠手术不断发展。

本章介绍了一种腹部无切口经自然腔道取出标本的机器人辅助腹腔镜下左半结肠切除术。这种手术方式仅需操作手术器械的小切口，而无须其他切口。适应证包括结肠憩室炎、结肠炎、直肠脱垂和肿瘤等。

二、背景

20 多年前，ME.Franklin 首次报道了体内吻合、经肛门取出标本的腹腔镜左半结肠切除术。此后，陆续有研究报道这种手术方式的优势，包括肠道功能恢复快、术后疼痛反应轻、阿片类镇痛药物的使用减少、住院时间缩短，以及能够在不影响预后的同时减少术后并发症的发生率且能获得更好的美容效果等。在 2009 和 2013 年，早期开展的此类机器人手术也报道了类似的优势。

尽管存在这些优势，但腹腔镜和第一代手术机器人系统技术的局限性限制了 NOSES 的广泛应用。然而，机器人手术系统的技术进步又引起了外科医师对这种手术方式的兴趣。

本章介绍了一种分步完成的腹部无切口经直肠取出标本的机器人辅助左半结肠切除术的方法即 NICE 法。

本章中的左半结肠切除术适用于左半结肠、乙状结肠和直肠上段疾病的外科治疗，展示的图片包括憩室炎、直肠脱垂和结肠炎的手术。本章重点阐述 NOSES 的特殊操作步骤，而并未详细描述全部手术过程，并且展示的手术视频是基于第四代达芬奇机器人手术系统（da Vinci Xi）完成的，当然这些手术过程也可以通过第三代达芬奇机器人手术系统（da Vinci Si）完成。

三、手术室布置和患者体位

手术室的布置与常规腹腔镜左半结肠切除术相同。患者体位取改良截石位，使用可调节的腿部支架，固定好后调整为头低足高位并向右倾斜。机械臂系统位于患者左侧，助手位于患者右侧（图 7-1）。

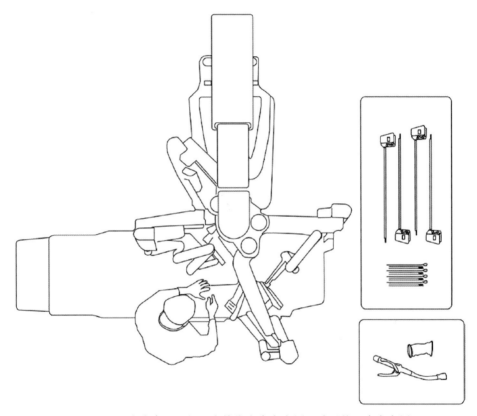

图 7-1 手术室布置，机器人停靠在患者左侧，助手位于患者右侧

四、Trocar 位置

Trocar 放置采用五孔法：右上象限设置 5mm 辅助操作孔，另外分别在右下象限、脐窝、左象限和左上象限各放置 1 个 8mmTrocar（图 7-2）。

首先在右上象限直视下穿刺放置 5mm Trocar，然后将这个 Trocar 孔作为观察孔辅助穿刺放置另外 4 个 8mm Trocar，最后将其作为助手的辅助操作孔。

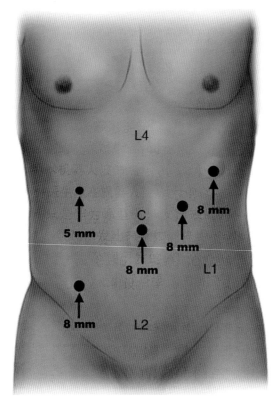

图 7-2 NOSES 的 Trocar 放置。右上象限 1 个 5mm Trocar 孔，4 个 8mm Trocar 孔分别为右下象限 1 个、脐窝 1 个、左侧 2 个

五、手术步骤

见表 7-1。

表 7-1 手术步骤及难度分级

手术步骤	技术难度（1～10 级）
1. 解剖侧腹膜游离左半结肠	2
2. 拟切除肠管近端的选取和裸化	4
3. 肠系膜解剖	3
4. 拟切除肠管远端的选取和裸化	4
5. 离断近端肠管	2
6. 离断远端肠管	2
7. 经直肠置入切口保护牵开器	3
8. 经直肠标本取出	6
9. 经直肠将吻合器抵钉座送入腹腔	4
10. 吻合器抵钉座固定到近端结肠上	5
11. 封闭远端肠管	5
12. 端端吻合完成肠道重建	4

　　NOSES 治疗良性疾病可以紧贴肠壁从直肠上动脉前方的肠系膜开始游离肠管，分离时尽量贴近肠壁进行，这不同于处理恶性肿瘤时的解剖平面。通过在肠管游离过程中保留更多的肠系膜来缩小切除标本的体积，进而避免标本取出时因体积过大而对直肠造成物理损伤。这样做还能使解剖平面保持在骶前神经和腹下神经的上方，从而避免发生神经损伤。另外，保留了直肠上动脉，更有利于保证吻合口的血液供应。最后，远端肠管断端与圆形吻合器钉仓套的连接使用荷包缝合的方法，而不是使用直线切割闭合器闭合断端，从而避免 2 种器械闭合线的交叉。对于良性疾病，除非吻合时张力过大，否则不常规游离脾曲。

（一）解剖侧腹膜游离左半结肠

　　将降结肠和乙状结肠从外侧腹膜附着处分离。解剖采用侧方入路，通过肠系膜与肾前筋膜之间的融合白线进入 Toldt 间隙，然后自降结肠向脾曲方向分离，再游离乙状结肠，显露左侧性腺血管和左侧输尿管。此处分离可以使用机器人单极剪刀或血管凝闭器械进行（图 7-3）。

　　这一步操作是为了将降结肠、乙状结肠系膜与左侧腹膜分离，以便沿着肠轴进行肠系膜解剖。在步骤 2 中，完成肠系膜无血管区域的开窗后，就可以快速进行肠系膜的游离，而不用担心会损伤输尿管或盆腔内的其他重要脏器。

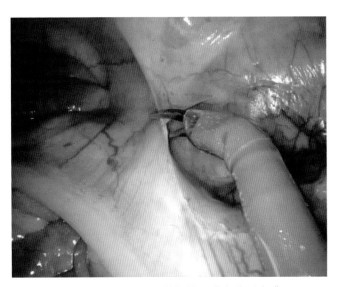

图 7-3　利用机器人单极剪刀游离外侧腹膜

（二）拟切除肠管近端的选取和裸化

　　术中在拟切除肠管的近端彻底裸化肠管，在肠系膜上开窗（图 7-4）。此步骤使用血管凝闭器械既可以有效止血，也可避免对肠壁的热损伤。

（三）肠系膜解剖

　　使用血管凝闭器械从近端向远端游离肠系膜，并注意离断水平不超过直肠上动脉（图 7-5）。如果肠系膜过于肥厚或合并炎症（蜂窝织炎等）时，可以选择腹膜后平面，从直肠上动脉水平向远端解剖以降低难度。

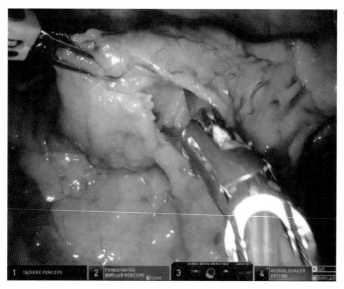

图 7-4　拟切除肠管近端肠系膜开窗

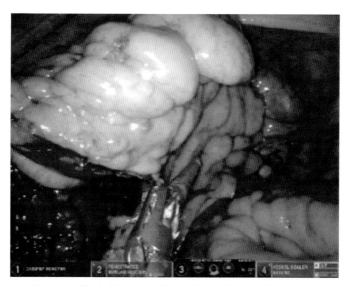

图 7-5　利用血管凝闭器械从肠管近端向远端游离肠系膜

（四）拟切除肠管远端的选取和裸化

确定远端肠管切除位置后，靠近肠壁裁剪系膜。推荐使用血管凝闭器械以避免对肠壁的热损伤（图 7-6，图 7-7）。游离侧腹膜，切开腹膜反折，以使直肠游离后可被拉直，为后续的手术步骤提供便利。

（五）离断近端肠管

在已经裸化的拟切除处离断近端肠管（图 7-8 ～图 7-10）（推荐使用血管凝闭器进行肠壁的连续切割）。另外可以使用机器人手术电剪刀，但这样可能会导致切缘不整齐。

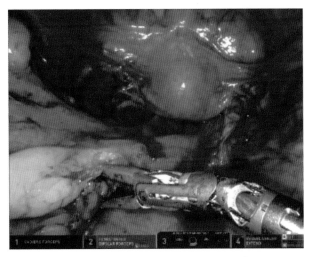

图 7-6　利用血管凝闭器械裸化远端肠管（1）

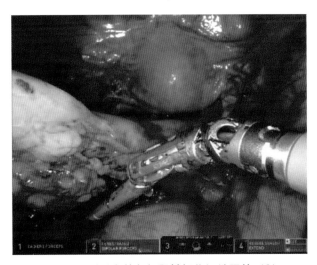

图 7-7　利用血管凝闭器械裸化远端肠管（2）

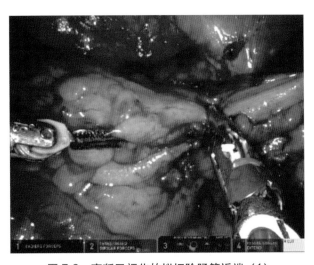

图 7-8　离断已裸化的拟切除肠管近端（1）

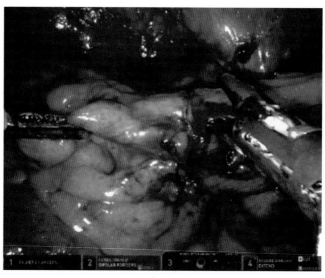

图 7-9　离断已裸化的拟切除肠管近端（2）

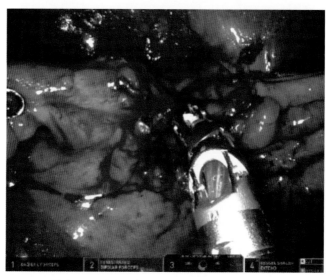

图 7-10　离断已裸化的拟切除肠管近端（3）

（六）离断远端肠管

在已经裸化的拟切除处离断远端肠管（图 7-11，图 7-12）。当肠管近端和远端离断时，助手应准备好吸引器，及时吸除流出的肠内容物，以防止出现腹腔污染。

（七）经直肠置入切口保护牵开器

通过直肠放置切口保护牵开器，为取出标本做准备。术者使用的是小号的切口保护牵开器，用血管钳将牵开器的白色边缘折叠成直线，并通过肛门轻轻置入，然后穿过远端肠管切缘（图 7-13 ～图 7-16）。可在准备取出标本之时再打开置入的切口保护牵开器，以减少在标本取出过程中对直肠壁造成的撕裂和损伤；也可以使用内视镜专用保护袋作为切口保护牵开器的替代品。

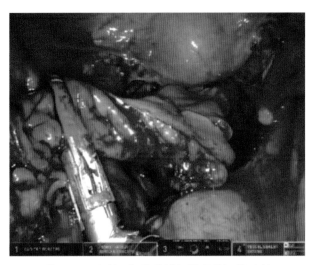

图 7-11　离断已裸化的拟切除肠管远端（1）

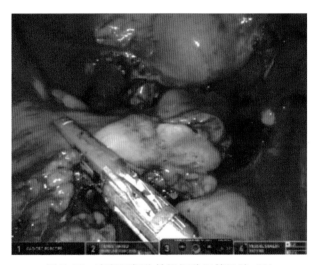

图 7-12　离断已裸化的拟切除肠管远端（2）

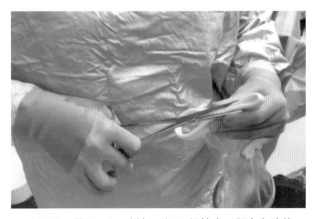

图 7-13　用 Kocher 钳折叠切口保护牵开器白色边缘

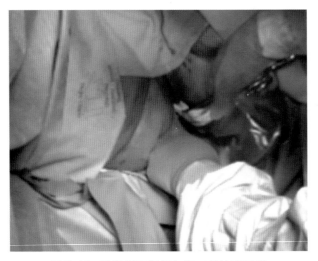

图 7-14　逆行经肛门置入切口保护牵开器

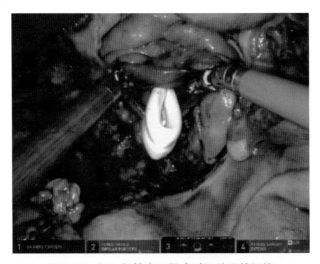

图 7-15　切口保护牵开器穿过远端肠管切缘

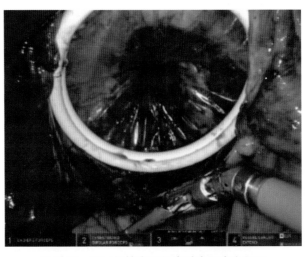

图 7-16　切口保护牵开器穿过直肠完全展开

（八）经直肠标本取出

肠钳经肛门、直肠进入腹腔，在器械配合下夹取标本，通过原路径将标本自肛门取出，随后再将切口保护牵开器边缘折叠后自肛门取出（图7-17～图7-20）。这一步可能是手术中最困难的步骤，也是最容易对患者造成副损伤的步骤。后面将对如何避免损伤并顺利完成这一操作做具体说明。

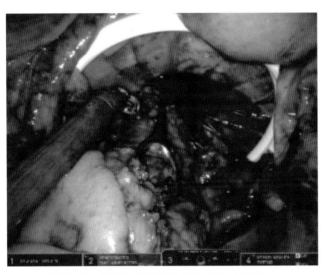

图 7-17　肠钳经肛门逆向进入腹腔夹取标本

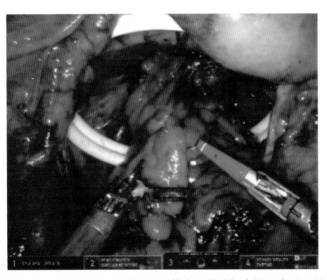

图 7-18　闭合肠钳，通过切口保护牵开器将标本拖入直肠（1）

（九）经直肠将吻合器抵钉座送入腹腔

将圆形吻合器连同前方的抵钉座一同经肛门送入腹腔，然后在腹腔内将抵钉座与吻合器分离，也可以在体外先将抵钉座与吻合器分离，通过肠钳将抵钉座经肛门送入腹腔（图7-21～图7-23）。相比之下，前一种方法更容易将抵钉座送入腹腔，并且可以避免吻合器尖端造成的肠管损伤。

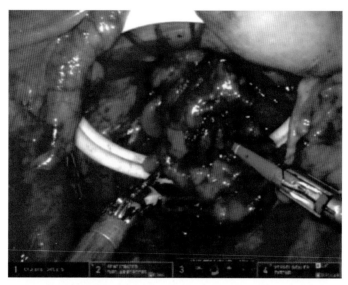

图 7-19　闭合肠钳，通过切口保护牵开器将标本拖入直肠（2）

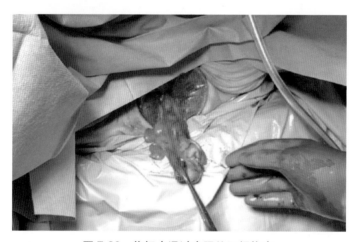

图 7-20　将标本通过直肠从肛门拖出

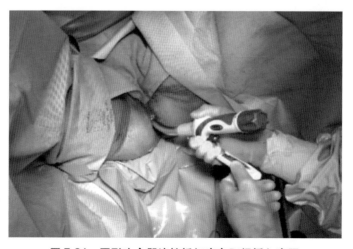

图 7-21　圆形吻合器连接抵钉座自肛门插入直肠

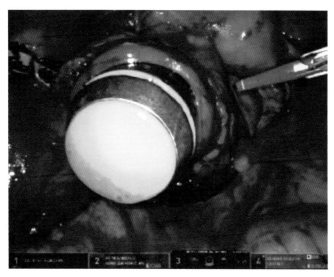

图 7-22　将抵钉座与圆形吻合器手柄分离送入腹腔（1）

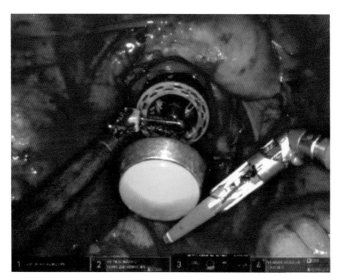

图 7-23　将抵钉座与圆形吻合器手柄分离送入腹腔（2）

（十）将吻合器抵钉座固定到近端结肠上

使用 3-0 V-lock 缝线在近端结肠切缘进行荷包缝合，然后将抵钉座放入肠腔，收紧缝合线将抵钉座固定，有时需要加固几针以确保抵钉座固定在肠管中（图 7-24 ～图 7-26）。圈套器可以用来加固荷包缝合，在某些情况下，单独使用圈套器也可以保证抵钉座的稳妥固定。

（十一）封闭远端肠管

在远端肠管的边缘进行荷包缝合，将圆形吻合器中心杆放置于荷包的中心，收紧缝线，将肠壁固定在中心杆周围，有时可能需要额外加固几针，以确保吻合器手柄端与远端肠管的稳妥固定（图 7-27 和图 7-28）。

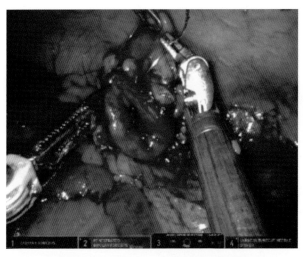

图 7-24　在近端结肠的边缘进行荷包缝合

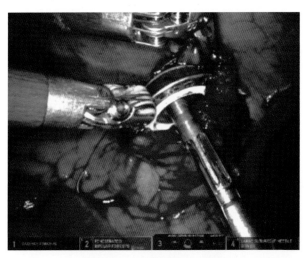

图 7-25　将抵钉座置入肠腔

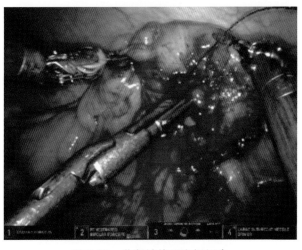

图 7-26　收紧缝线固定抵钉座

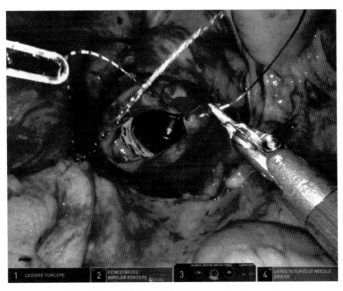

图 7-27　在远端结肠的边缘进行荷包缝合

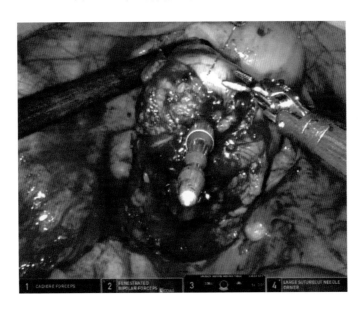

图 7-28　将圆形吻合器手柄的中心杆放置于荷包的中心，收紧缝线，将肠壁固定在中心杆周围

（十二）端端吻合完成肠道重建

将抵钉座与吻合器砧座连接，收紧抵钉座，激发吻合器完成吻合（图 7-29 ～ 图 7-31）。随后可应用以下几种方法评估吻合效果：乙状结肠镜直接查看吻合口；腹腔镜下利用充气试验观察吻合口情况；查看吻合器中近端切缘和远端切缘的完整性和厚度。如果有任何提示吻合不良的迹象，则推荐使用 3-0 可吸收缝线间断缝合加固吻合口（图 7-32，图 7-33）。

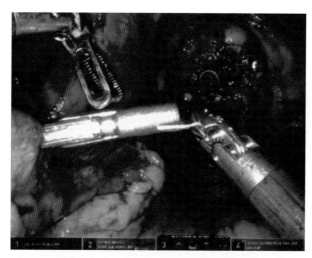

图 7-29　抵钉座与圆形吻合器砧座连接

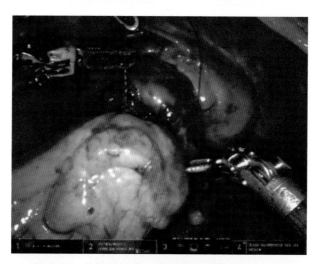

图 7-30　收紧抵钉座，激发吻合器完成吻合（1）

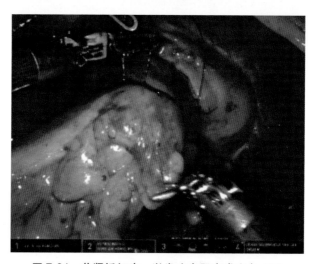

图 7-31　收紧抵钉座，激发吻合器完成吻合（2）

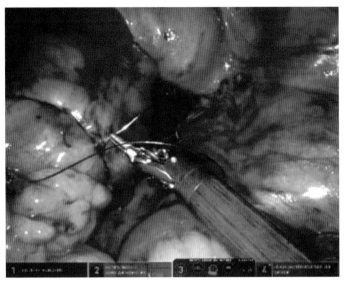

图 7-32　用 3-0 可吸收缝线间断缝合吻合口（1）

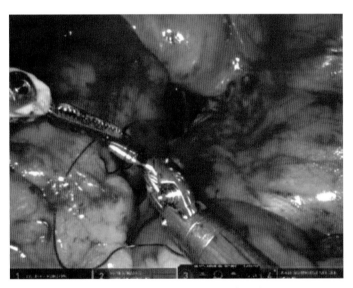

图 7-33　用 3-0 可吸收缝线间断缝合吻合口（2）

六、注意事项

肠道准备：建议对患者进行机械性肠道准备，以减少肠管离断时可能造成的腹腔污染。肠管离断后，助手需要集中精力，保持吸引器位于肠管断端周围并保持吸力，防止发生腹腔污染。一旦发生腹腔污染，及时吸引加上常规冲洗通常可以有效清除污染物。必要时，可以通过 8mm 的 Trocar 孔置入手术纱布协助清除肠内容物，使用后的手术纱布可以和标本一起通过切口保护牵开器取出。

维持气腹压力稳定：为了维持气腹压力的稳定，推荐使用密封性的器械设备。在标本取出的过程中维持气腹压力的稳定是十分重要的，尤其需注意的是在放置切口保护牵开器和取出标本的过程中常会发生气腹压力不足的情况。

固定抵钉座：在体内放置抵钉座可能是手术过程中最具挑战性和最重要的步骤之一。位置不理想会导致吻合不牢靠，推荐使用荷包缝合的方法固定抵钉座，在某些情况下，圈套器也可以单独用来固定抵钉座，或者在荷包缝合后用圈套器进行加固。固定抵钉座后，修剪多余的组织保持吻合口接触面光滑，减少吻合口瘘。在学习曲线的早期阶段有必要额外训练此步操作。

关闭直肠开口：闭合圆形吻合器中心杆周围的肠壁也是难点，特别是在学习曲线的早期阶段。在这个步骤中圈套器并不适用。当切缘位于直肠中下段时，肠管往往更宽，这种情况下间断缝合比荷包缝合更为合适。

标本拖出：在复杂的憩室疾病、脓肿或蜂窝织炎等情况下难以直接通过直肠拖出标本。在拖出过程中避免暴力操作造成直肠壁的损伤。使用机器人血管凝闭器或电剪刀沿着标本边缘将肠系膜与肠管分离，这样操作可以有效地将标本拆分后依次拖出，保证了标本拖出时的安全性，避免了不必要的肠壁损伤。虽然这个拆分标本的过程比较烦琐，但这样操作可以避免较大的腹壁切口，从而使患者更快愈合。

标本拖出过程中的肠道损伤：标本拖出过程中操作不当可能会导致肠壁撕裂。大多数发生于肠腔边缘的轻微损伤，能够进行一期修复。标本体积过大、拖出时过度用力可能导致直肠中下段发生撕裂，并且这些撕裂通常不易被发现，此外器械通过直肠进入腹腔抓取标本的过程也可能造成肠壁的损伤。无论何种原因造成的损伤，重点是明确损伤范围并将其修补，可以采用单层的间断或连续缝合以避免肠腔狭窄。术者宜在术后常规对吻合口和远端肠壁进行检查，以发现并修复所有损伤。在确保损伤位置修复可靠的情况下则不需要进行回肠造口术。

七、总结

机器人 NOSES 是一种可行的、先进的手术技术。所有操作步骤均在机器人辅助下完成，可以避免腹部切口疼痛、切口感染和切口疝的风险，从而使患者获益。

第 8 章

机器人全结肠系膜切除术

Deniz Atasoy，Bilgi Baca，Ismail Hamzaoglu，Tayfun Karahasanoglu

一、简介

本章将介绍结肠癌机器人全结肠系膜切除术（robotic total mesocolic excision，TMCE），重点讨论 TMCE 的基本概念和机器人手术入路。机器人技术具有更好的灵活性、三维立体视野并具有独特的人体工程学优势。目前机器人技术的不足包括费用较高和手术时间的延长，但其可获得更高质量的手术标本并改善患者肿瘤学的生存预后，当然其优劣还有待更多的研究进一步论证。本章将详细描述该术式的过程和步骤，并重点强调每个步骤中的关键点。

二、背景

TMCE 概念的提出是基于 Heald 等在 1982 年提出的全直肠系膜切除术的概念。TMCE 要求切除完整的肿瘤及其相应结肠系膜及肿瘤滋养血管。欧洲和日本学者对于肿瘤近远端需要切除的肠管长度存在争议。TMCE 要求高位结扎血管，并保证结肠系膜完整切除。TMCE 包括对右半和左半结肠肿瘤供养血管的高位结扎。

TMCE 原则是完整切除结肠肿瘤及相应引流区域的淋巴管和血管。一项回顾性研究结果显示，在 I～III 期结肠腺癌患者中，与传统结肠手术相比，TMCE 可以使患者获得更长的无病生存期。虽然 TMCE 的概念在 2003 年才首次被提出，但现在它被越来越多的外科医生所关注。

结肠系膜及筋膜覆盖从直肠到盲肠的所有肠管。TMCE 要求在结肠系膜和腹膜后筋膜之间的胚胎学间隙中进行细致解剖，在 Toldt 间隙（系膜筋膜 - 腹膜后筋膜平面）进行游离能够避免损伤脏层腹膜。研究表明全结肠系膜切除术能够将患者的 5 年生存率提高 15%。整块切除结肠肿瘤的概念在 2003 年之前就已存在。Turnbull 于 1953 年描述了一种所谓的"不接触"肿瘤切除技术，该技术要求先根部结扎离断淋巴管及血管并游离结肠远近端后再处理肿瘤所在肠段，以防止手术操作过程中肿瘤播散，研究表明这项技术可以提高结肠癌患者的 5 年生存率。但是这项技术没有涉及结肠系膜的完整切除及血管的高位结扎。一些研究发现高位结扎可以清扫更多的淋巴结并具有更好的生存获益，但是该结论目前仍存在争议。

手术机器人系统是在腹腔镜手术基础上建立起来的手术平台，理论上手术机器人技术具有腹腔镜手术的所有特点，但两者也存在很大差异，手术机器人技术克服了腹腔镜手术的一些局限性。目前临床使用的是达芬奇手术机器人系统，本章将基于该操作平台详细描述 TMCE 常规入路及改良入路。

国际第一项对比机器人与腹腔镜直肠癌根治术疗效的多中心随机对照研究（ROLARR 研究）的成果已经于 2017 年发表在 *JAMA* 杂志上。以往认为相较于左半结肠切除术，腹腔镜右半结肠切除术是初学者需要首先掌握的入门技术。但是随着 TMCE 概念的引入，发现腹腔镜右半结肠切除术比左半结肠切除术的技术要求更高，难度更大。

三、手术室布置和患者体位

（一）一般规则

目前在临床上使用的达芬奇手术机器人系统主要有两个平台：Si 平台和 Xi 平台。两者操作孔布置不同，Si 平台的操作孔以"新月"形排列，Xi 平台的操作孔以线性方式排列。

使用马镫形气动助力腿架分开患者双腿，便于在需要内镜检查时将患者调整为截石位并可避免机械臂互相干扰。助手站在患者左侧。

患者取仰卧位，双臂收于两侧。使用肩部软垫和支撑器来固定患者（图 8-1）。防止由于长时间操作或头低足高位而造成手臂损伤或神经损伤。Xi 平台相较于 Si 平台的优势在于其机械臂在患者两侧均可放置，但是为了不妨碍助手的操作，在进行右半结肠手术时机械臂放置于患者的右侧，左半结肠手术时放置于患者的左侧。显示器置于外科医生的直视范围内。穿刺点之间的距离至少间隔 8cm。

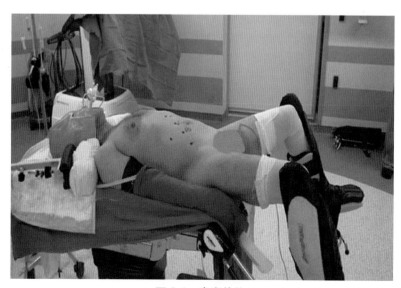

图 8-1　患者体位

通常采用气腹针建立气腹。气腹针的两个常用的置入点是脐和左肋缘与锁骨中线交叉点。对于既往有腹部手术史的患者，可选择开放建立气腹。对于肥胖患者，可利用可视 Trocar 穿刺建立气腹。

在镜头转换或使用腔内切割闭合器时，要将一个机器人或助手的 Trocar 换为 12mm。取正中、旁正中、下腹部横切口或耻骨上切口来取出标本。在临床工作中，常使用耻骨上切口，因为它既有美容优势，又能降低发生切口疝的风险。

（二）右半结肠 TMCE 和扩大右半结肠 TMCE

对于盲肠肿瘤，采用高位结扎结肠中血管右支的右半结肠 TMCE。对于升结肠、肝曲、近端横结肠肿瘤，采用根部结扎结肠中血管的扩大右半结肠 TMCE。

（三）操作孔布置

根据肿瘤的位置不同，机器人右半结肠和扩大右半结肠 TMCE 的操作孔放置方式也不同。对于盲肠肿瘤，操作孔和器械放置方式如下：抓钳在 R1（8mm），双极钳在 R2（8mm），镜头在 R3（8mm），单极弯剪刀在 R4（8mm）（图 8-2）。肝曲或横结肠肿瘤，放置方式如下：双极钳在 R1（8mm），镜头在 R2（8mm），单极弯剪刀在 R3（8mm），抓钳在 R4（8mm）。

在手术后期，将 R4 改为 12mm 操作孔，便于使用切割闭合器完成腹腔内肠管离断及吻合。左下腹放置 5mm 辅助操作孔（图 8-3）。

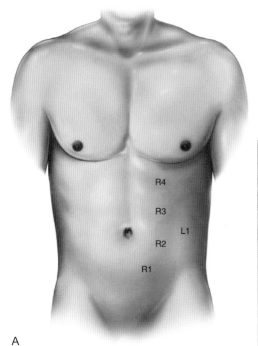
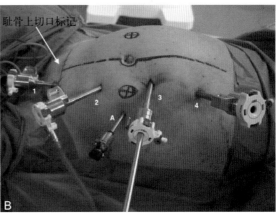

图 8-2　盲肠肿瘤操作孔布置

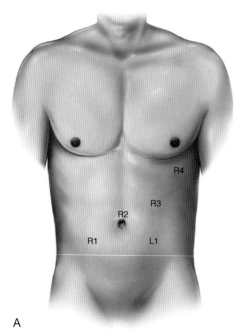

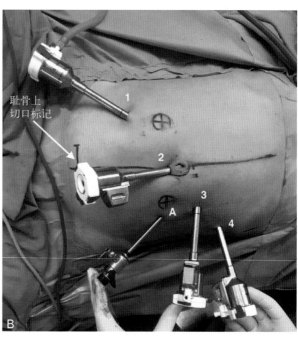

图 8-3　肝曲及横结肠肿瘤右半结肠切除操作孔布置

四、手术步骤

见表 8-1。

表 8-1　手术步骤及难度分级

手术步骤	技术难度（1～10 级）
1. 探查腹腔	1
2. 辨别肠系膜上静脉至回结肠血管的分支	5
3. 回结肠血管的游离与离断	6
4. Henle 干识别、游离与离断	8
5. 结肠中血管的游离与离断	7
6. 右半结肠游离及末端回肠离断	3
7. 肝曲游离及横结肠离断	3
8. 标本取出与腔内吻合	4

（一）探查腹腔

探查腹腔和肝脏是否有转移性病灶。在确认结肠原发病灶位置后，调整患者体位，开始手术操作。患者体位调整为左倾 30°，维持头低足高位 15°～30°。将小肠移到左侧腹腔，大网膜移至横结肠上方，结肠向头侧牵拉。对于盲肠肿瘤，主要术野应集中在右半结肠；对于肝曲和近端横结肠肿瘤，主要术野应集中在肝曲。

（二）辨别肠系膜上静脉至回结肠血管的分支

在盲肠附近抓持预判的回结肠血管蒂向腹壁前外侧牵拉（图 8-4）。提起右侧结肠系膜，识别肠系膜上静脉（superior mesenteric vein，SMV）边缘或投影，以及结肠系膜下的十二指肠窝（图 8-5）。沿 SMV 用单极电剪或电钩切开腹膜。首先从尾侧向回肠系膜方向进行游离，然后从头侧向右结肠系膜方向进行游离。由于机器人手术缺乏触觉反馈，所有重要的结构都应该在充分显露的前提下对其进行游离、裸化和离断等操作，否则可能会导致术中发生严重的损伤和出血。

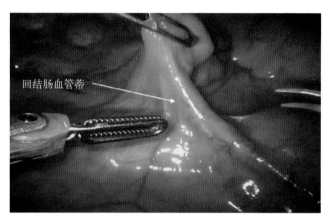

图 8-4　识别回结肠血管

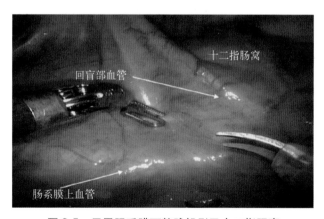

图 8-5　显露肠系膜下静脉投影及十二指肠窝

从距回盲瓣 10cm 处游离末端回肠系膜（图 8-6）。利用双极钳或血管凝闭器离断回肠血管分支。此过程不要离断回肠，以免进行 TMCE 时发生肠扭转。

由于钝性游离可能会对小分支血管造成损伤，影响术野，所以首选锐性游离。

（三）回结肠血管的游离与离断

沿 SMV 继续向头侧游离回结肠血管。完成 SMV 及肠系膜上动脉（superior mesenteric artery，SMA）周围的淋巴结清扫，显露回结肠动静脉（图 8-7）。在确定回结肠动脉和静脉后，利用血管夹夹闭并离断血管（图 8-8），也可以使用血管闭合器离断血管。在这个步骤中应注意避免损伤十二指肠。

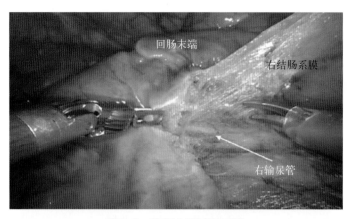

图 8-6　游离末端回肠系膜

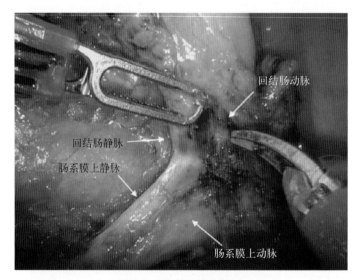

图 8-7　游离回结肠静脉

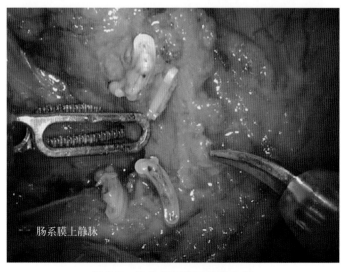

图 8-8　结扎并离断回结肠血管

（四）Henle 干识别、游离与离断

结扎回结肠血管后，沿 SMV 向头侧游离。在这个阶段，要保持十二指肠附近的升结肠系膜的"外科干"及"系膜窗"的完整性（图 8-9）。

SMV 通常是在 SMA 的前外侧，游离过程中应该使游离平面靠近 SMV 并仔细辨认变异的血管。如果存在右结肠血管，应在其根部结扎，近侧可见胃结肠干（Henle 干）（图 8-10）。为了避免造成 Henle 干意外损伤，应进行细致的游离，这是手术中最可能发生出血的位置。牵拉和对抗牵拉应该非常轻柔以避免静脉损伤。Henle 干通常由 3 支血管组成：胃网膜右静脉、副右结肠静脉、胰十二指肠上前静脉。

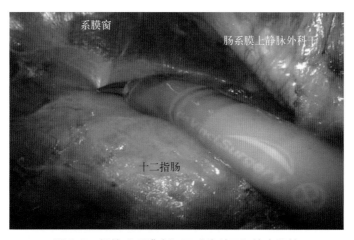

图 8-9　保持"系膜窗"及"外科干"的完整性

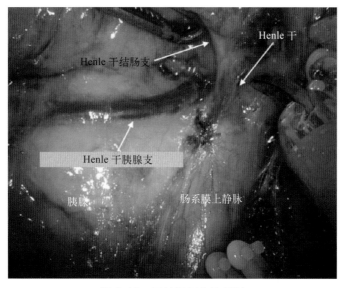

图 8-10　胃结肠干血管解剖

（五）结肠中血管的游离与离断

完成胃结肠干血管结扎后，继续向头侧游离结肠中动脉。结扎并离断右半结肠的分支血管。进行右半结肠 TMCE 时，结扎结肠中血管的右侧分支即可（图 8-11 和图 8-12）。对于扩大右半结肠 TMCE，应在结肠中血管根部结扎。

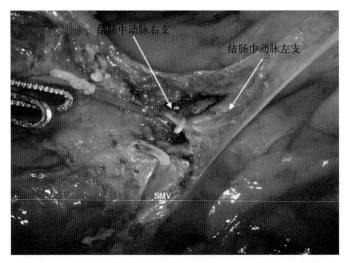

图 8-11　结肠中动脉分支

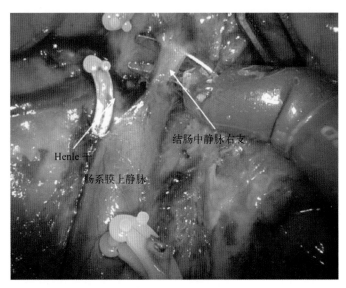

图 8-12　识别结肠中静脉

（六）右半结肠游离及末端回肠离断

血管结扎完成后，在腹膜后筋膜和右侧结肠系膜背侧叶之间的无血管平面进行游离（图 8-13 和图 8-14）。在此平面游离可以避免损伤右侧输尿管、性腺血管和自主神经。切开右侧结肠与腹壁融合筋膜，完成右半结肠游离。

继续进行末端回肠离断。注意保护末端回肠的血管弓。可通过腹腔镜或机器人切割闭合器离断回肠。此时，需要用一个 12mm Trocar 替代一个 8mm Trocar，以便于置入切割闭合器。

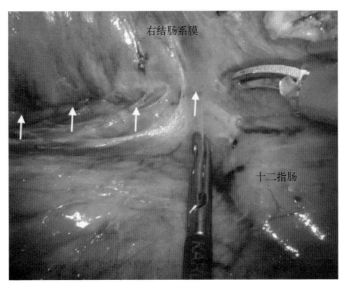

图 8-13 完成中间至外侧游离

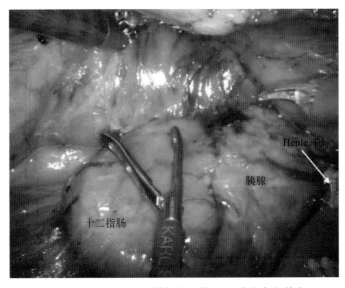

图 8-14 右侧结肠系膜与十二指肠及胰头完全游离

通常首选蓝钉仓离断回肠。根据回肠直径的不同，需要 1 ~ 2 个钉仓（图 8-15）。术中一般不改变患者体位，因为每一次改变体位都需要重新调整机械臂的位置。

（七）肝曲游离及横结肠离断

右半结肠 TMCE 及扩大右半结肠 TMCE 均需要游离肝曲。

可以通过由外向内或者由内向外的方式游离肝曲。在临床工作中，倾向于由内侧向外侧，沿胰头和横结肠系膜之间的平面游离。

在由外至内的入路中，首先通过胃结肠韧带进入小网膜囊，然后继续游离至肝结肠韧带（图 8-16）。

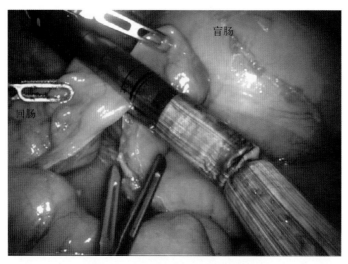

图 8-15 切割闭合器离断末端回肠

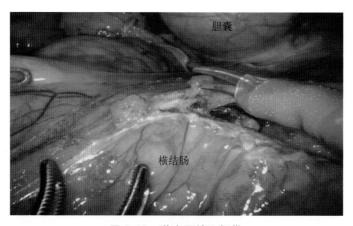

图 8-16 游离胃结肠韧带

对于肝曲肿瘤及近端横结肠肿瘤，需要将右侧大网膜和幽门下淋巴结连同横结肠一起完整切除，并结扎胃网膜右动脉和静脉。对于盲肠肿瘤患者，不需要切除大网膜。

肝曲游离完成后，即可离断近端横结肠。可以静脉注射吲哚菁绿，利用荧光显影技术检查肠管断端的血供情况（图 8-17）。

（八）标本取出与腔内吻合

完成近端横结肠离断后，倾向于选择耻骨上横切口取出标本（图 8-18）。通常切口长度 6～8cm。其他切口也可用于标本取出，包括脐上正中切口、横向扩大操作孔切口等。选择正中切口方便进行体外吻合。耻骨上横切口的优点是更美观，切口疝的风险更低。使用切口保护器或标本袋来保护切口不受肿瘤污染。取出标本后，关闭切口，再次建立气腹。

回肠末端与横结肠边缘用 3-0 丝线缝合固定，便于下一步吻合。在肠管对系膜侧切开小口，通过小切口将机器人切割闭合器置入小肠腔及结肠腔，完成侧侧吻合（图 8-19）。

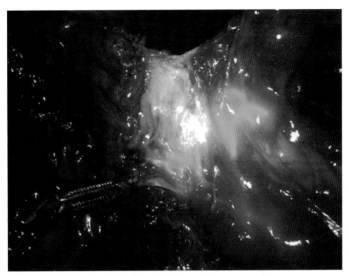

图 8-17　吲哚菁绿显像模式下闭合线清晰可见

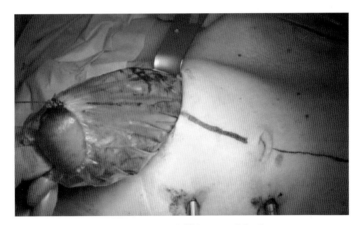

图 8-18　耻骨上横切口取出标本

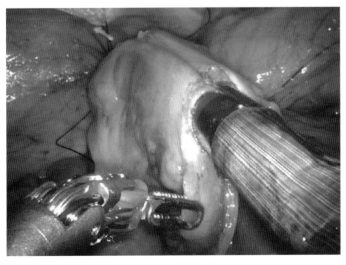

图 8-19　回肠结肠侧侧吻合

吻合完成后，以双层缝合法关闭共同开口（图 8-20）。在临床工作中，第一层建议使用 3-0 倒刺线，第二层建议使用 3-0 丝线行间断 Lembert 缝合。手术医生视情况放置引流管。

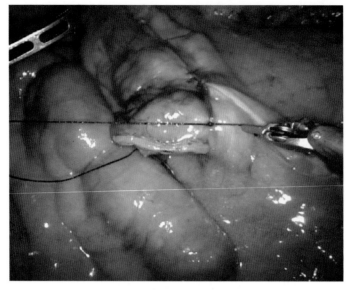

图 8-20　双层缝合关闭共同开口

五、其他术式

2015 年 Matsuda 等发表了头侧 - 尾侧入路方式用于腹腔镜辅助横结肠切除术的研究。该入路首先游离结肠中血管，减少对 Henle 干和副右结肠静脉的牵拉，从而防止其意外损伤。在临床实践中，倾向于对位于肝曲或近端横结肠的肿瘤采用该入路。

头侧 - 尾侧入路在操作孔布置、腹腔探查、机器人系统放置、机械臂配置和标本取出等步骤上与尾侧 - 头侧入路大致相同。不同点如下。

首先患者体位调整为左倾，15°～ 30° 头高足低位。

靠近胃切开胃结肠韧带，识别胃网膜右血管后，沿着血管进行游离，清扫幽门下淋巴结、附着于近端结肠处的大网膜。

胃网膜右静脉是到达 Henle 干的解剖标志。结扎并离断 Henle 干的结肠属支（图 8-21）。辨别结肠中血管，对于右半结肠 TMCE，只需离断结肠中血管的右侧分支。完成胃网膜血管、Henle 干属支和结肠中血管或其分支的离断后，移除机器人平台系统。

患者体位调整为 15°～ 30° 头低足高位。小肠和大网膜移至左侧腹部，横结肠移至头侧。与尾侧 - 头侧入路方式相同，完成回结肠血管的游离，继续沿 SMV 游离拓展平面，并与先前头侧 - 尾侧拓展的平面贯通。肝曲和右侧结肠的游离如上所述。用机器人线性吻合器离断末端回肠和横结肠，完成回肠结肠侧侧吻合。标本取出同前。

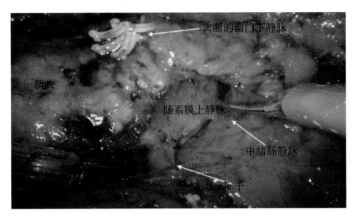

图 8-21　头侧 - 尾侧入路观察 SMV 及胃结肠静脉

六、机器人乙状结肠切除术和左半结肠切除术

与右半结肠 TMCE 和扩大右半结肠 TMCE 类似，使用马镫形气动助力腿架将患者调整为截石位。床旁助手位于患者右侧。机械臂系统置于患者左侧。

常规建立气腹。操作孔布置由肿瘤的位置决定。对于乙状结肠、降结肠、脾曲或远端横结肠肿瘤，操作孔布置分别见图 8-22 和图 8-23。操作孔和器械的选择如下：双极钳在 R2（8mm），抓钳在 R1（8mm）。在随后的手术操作中，R3 和 R4 被替换为 12mm

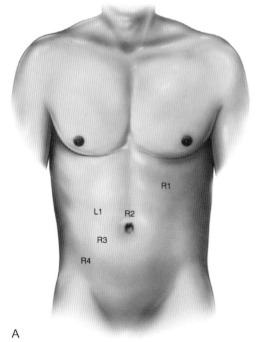

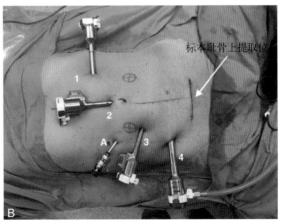

图 8-22　乙状结肠及降结肠肿瘤操作孔布置

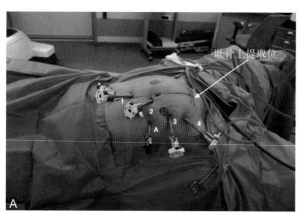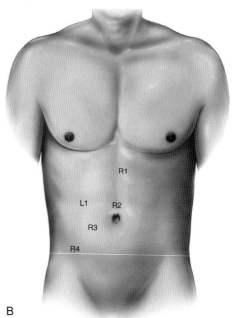

图 8-23　脾曲及远端横结肠肿瘤操作孔布置

Trocar，以便腔内吻合器离断肠管并完成腔内吻合。右上腹放置 5mm Trocar，作为辅助的 L1 操作孔，用于牵引和吸引。

　　实际工作中，在完成腹腔镜探查后才给机械臂套上无菌套。诊断性腹腔镜探查完成后，手术台调整为右倾 30°，患者取 15°～ 30° 头低足高位。将大网膜和横结肠移至头侧，尽量将小肠祥移至右侧腹部。对于乙状结肠肿瘤和降结肠肿瘤，机器人操作视野集中在左侧腹股沟区域。对于脾曲或远端横结肠肿瘤，机器人操作视野集中在左侧降结肠区域。

七、乙状结肠癌根治手术步骤

　　见表 8-2。

表 8-2　乙状结肠癌根治手术步骤及难度分级

手术步骤	技术难度（1 ～ 10 级）
1. 探查腹腔	1
2. 肠系膜下动脉游离与离断	5
3. 肠系膜下静脉游离与离断	6
4. 乙状结肠与降结肠游离	3
5. 脾曲游离	5
6. 结扎直肠上动脉	3
7. 离断直肠乙状结肠交界外肠管	3
8. 裁剪近端结肠准备吻合	3
9. 标本取出与吻合	3

　　对于降结肠或乙状结肠癌，在距肠系膜下动脉（inferior mesenteric artery，IMA）根部 1cm 处离断血管。对于脾曲或远端横结肠癌，通常保留直肠上动脉。

（一）乙状结肠癌根治术

1.肠系膜下动脉游离与离断　将乙状结肠向前外侧牵拉（图 8-24），在骶骨岬部切开腹膜。在距肠系膜下动脉根部约 1cm 处用血管夹夹闭并离断血管，继续向头侧游离结肠系膜，注意避免损伤肠系膜下神经丛（图 8-25）。

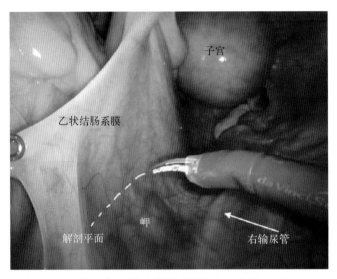

图 8-24　游离结肠系膜的入刀位置

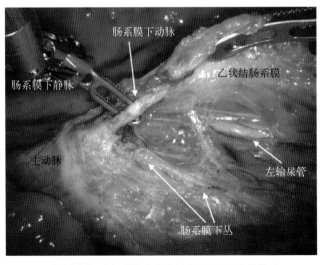

图 8-25　肠系膜下动脉结扎前周围相关结构

　　2.肠系膜下静脉游离与离断　游离左侧结肠系膜，显露肠系膜下静脉。仔细分离 Treitz 韧带上可能的粘连，解剖肠系膜下静脉至胰腺下缘水平（图 8-26）。在胰腺下缘进行肠系膜下静脉的高位结扎（图 8-27）。

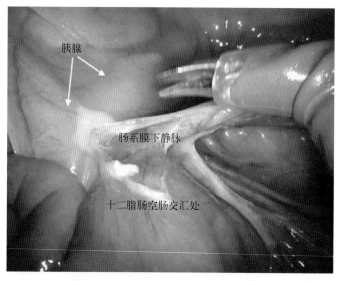

图 8-26　胰腺下缘可见肠系膜下静脉

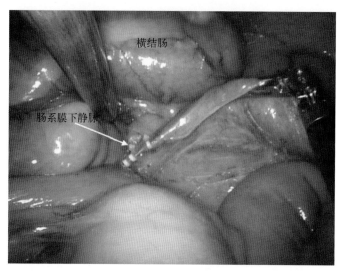

图 8-27　肠系膜下静脉高位结扎

3. 乙状结肠与降结肠游离　沿胚胎融合平面向头侧拓展，在 Toldt 间隙内按照正确的解剖层次进行游离，可以有效保护左侧输尿管、性腺血管和自主神经（图 8-28）。通常选择从中间至外侧入路，将结肠系膜的脏层腹膜后叶与腹膜后筋膜游离开。当然，也可以先解剖肠系膜下静脉，识别 Treitz 韧带后，在胰腺下缘结扎并离断肠系膜下静脉，再逐步向肠系膜下动脉游离。

4. 脾曲游离　笔者倾向于从中间入路游离脾曲，向前方牵拉横结肠，通过靠近胰腺的横结肠系膜进入小网膜囊（图 8-29），分离横结肠系膜至脾门。完成内侧游离后，左半结肠向内侧牵拉，进行外侧游离（图 8-30）。离断脾结肠韧带和胃结肠韧带完成脾曲游离。

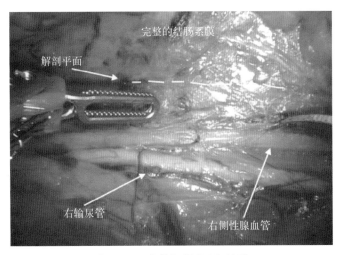

图 8-28　完整保留 Toldt 筋膜

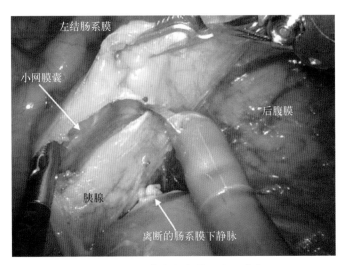

图 8-29　从胰腺上方进入小网膜囊

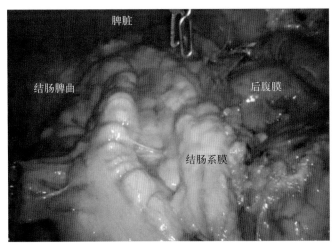

图 8-30　由外侧游离脾曲

5. 结扎直肠上动脉 游离结肠系膜后，离断直肠上动脉，注意保护上腹下神经丛和腹下神经（图 8-31）。

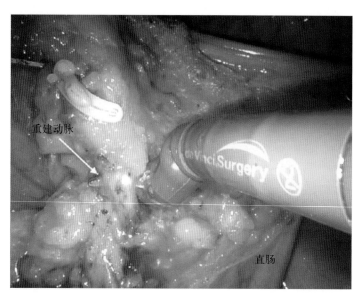

重建动脉

直肠

图 8-31 解剖直肠上血管

6. 离断直肠乙状结肠交界处肠管 第三或第四机械臂脱离对接，将 8mm Trocar 替换为 12mm Trocar，使用机器人／腹腔镜直线切割闭合器绿钉仓离断肠管（图 8-32）。

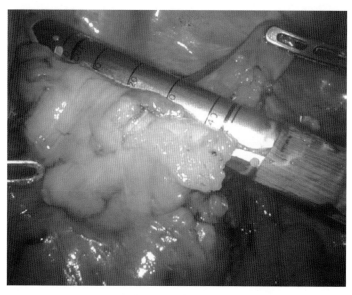

图 8-32 在直肠乙状结肠交界处离断肠管

7. 裁剪近端结肠准备吻合 将肠系膜向前牵拉，显露肠系膜下静脉和肠系膜下动脉，离断左结肠血管，游离系膜至结肠壁，使近端结肠能够到达耻骨上切口部位以置入抵钉座（图 8-33）。抵钉座的放置也可以在腔内完成。在近端结肠裸化后，用吲哚菁绿显影技术检查预切横结肠部位的血供。

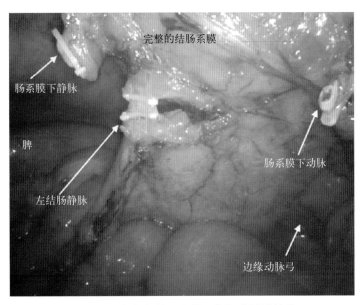

图 8-33　夹闭左结肠血管以备取出近端结肠

8. **标本取出与吻合**　取下机械臂，取耻骨上切口，通过取物袋或切口保护套取出标本。近端肠管放入抵钉座，荷包缝合后放回腹腔，关闭耻骨上切口。重新对接机器人系统，经肛门使用圆形吻合器完成结直肠吻合（图 8-34），注意避免肠管扭转。术者视情况可进行注气试验或直肠镜检查。

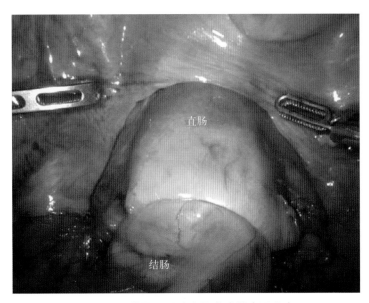

图 8-34　使用圆形吻合器完成结直肠吻合

（二）左半结肠切除术治疗脾曲或远端横结肠癌

1.*游离肠系膜下动脉与离断左结肠血管*　将乙状结肠向外侧牵拉，在肠系膜下动脉水平切开腹膜。游离左结肠动脉，在其起始点处离断血管（图 8-35）。游离结肠系膜至乙状结肠，依次结扎肠系膜下静脉的左结肠支、乙状结肠血管和边缘动脉弓（图 8-36，图 8-37）。

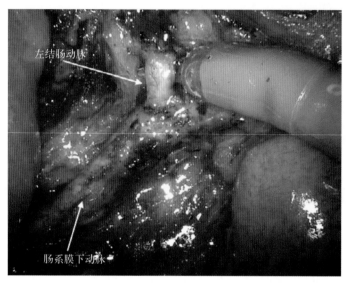

图 8-35　清扫肠系膜下动脉周围淋巴结，准备结扎左结肠动脉

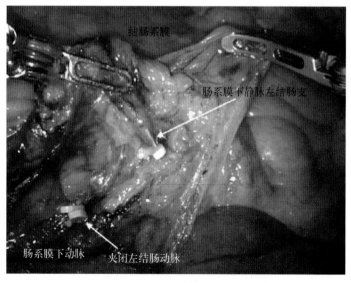

图 8-36　离断肠系膜下静脉左结肠支

2.*肠系膜下静脉游离与离断*　根据术者个人习惯，肠系膜下静脉的游离可以在肠系膜下动脉或左结肠动脉游离之前进行。肠系膜下静脉与 Treitz 韧带的粘连可能会增加显露的难度。分离十二指肠空肠连接处与左侧结肠系膜的粘连，如乙状结肠切除术中所述，

在胰腺下缘水平高位离断肠系膜下静脉（图 8-38），从内侧游离到左半结肠的外侧缘和胰腺的尾部。

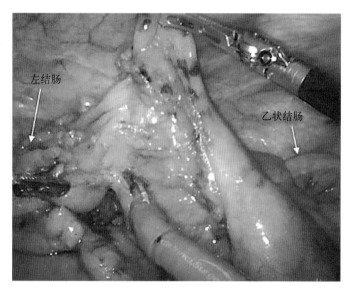

图 8-37　裸化远端结肠

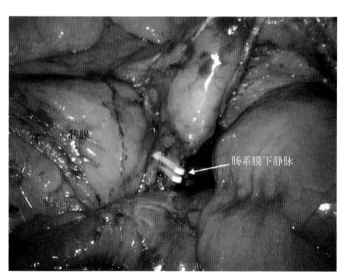

图 8-38　在胰腺的下缘夹闭肠系膜下静脉

3. 脾曲游离　脾曲的游离方式与前面所描述的乙状结肠癌根治术中的脾曲游离方式一样。对于位于左半结肠的肿瘤，切除标本包括部分大网膜。沿胃大弯切开大网膜（图 8-39），将结肠与其附着部分大网膜一起整体移除（图 8-40）。

4. 结肠中血管的游离与离断　对于脾曲或远端横结肠肿瘤需要结扎切断结肠中血管。这部分操作可能会导致机械臂相互碰撞，因此术者要有足够耐心，尽量将机械臂朝向胃大弯方向，游离并结扎结肠中血管（图 8-41）。

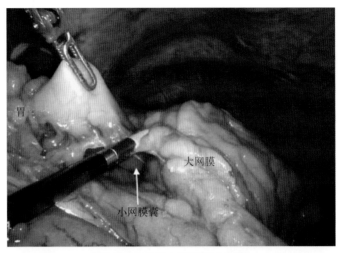

图 8-39　沿胃大弯切开大网膜

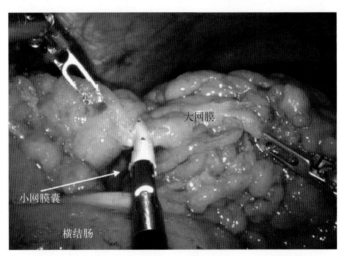

图 8-40　网膜的左半部分与左半结肠一起整体取出

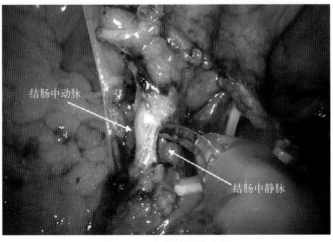

图 8-41　离断结肠中血管

5. 离断结肠　离断结肠中血管后，游离横结肠系膜。将耻骨上区的第四个机器人穿刺孔更换为 12mm Trocar。利用吲哚菁绿造影检查结肠的血液灌注情况（图 8-42），使用机器人切割闭合器蓝钉仓离断肠管（图 8-43）。

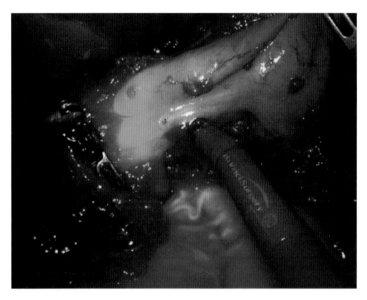

图 8-42　吲哚菁绿造影检查横结肠血供

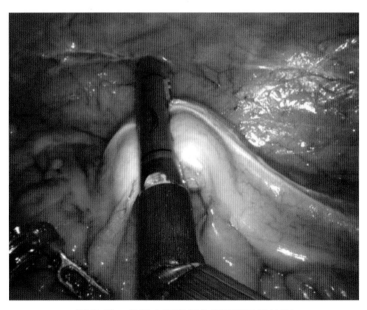

图 8-43　机器人切割闭合器离断乙状结肠

6. 腔内吻合与标本取出　游离乙状结肠，进行无张力吻合。以同样的方式，游离横结肠，用抓钳夹住结肠末端的固定缝线，便于侧侧吻合（图 8-44）。在结肠对系膜端切开小口，置入切割闭合器行结肠侧侧吻合（图 8-45）。如前所述，双层缝合关闭共同开口（图 8-46）。用吲哚菁绿造影检查吻合口的灌注情况（图 8-47）。

　　撤下机械臂，取耻骨上横切口，通过取物袋或切口保护套取出标本，视情况放置引流管。

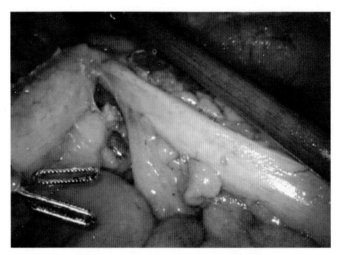

图 8-44　牵引缝线便于结肠侧侧吻合

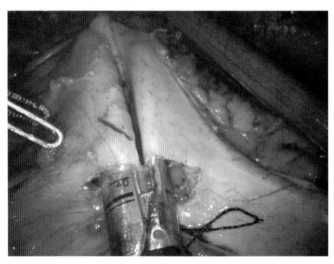

图 8-45　用切割闭合器行侧侧吻合

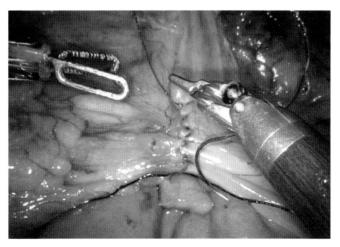

图 8-46　使用倒刺线和丝线双层缝合关闭共同开口

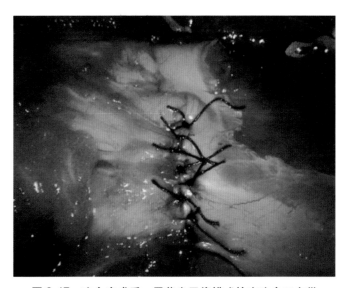

图 8-47　吻合完成后，用荧光显像模式检查吻合口血供

八、总结

　　由于肠系膜根部复杂的血管解剖结构，全结肠系膜切除术（尤其是右半结肠切除术），是一项具有挑战性的术式。本章介绍的机器人技术具备微创手术的优势，便于精确解剖及避免血管损伤。利用全结肠系膜切除来改善肿瘤患者预后仍需要进一步的研究验证。

第 9 章

机器人 Hartmann 术后造口还纳术

Patrick Berg，Ovunc Bardakcioglu

一、简介

Hartmann 手术是指经腹直肠切除、近端结肠造口、远端直肠封闭手术。其常在急诊条件下进行，以避免一期吻合所造成的吻合口瘘，待患者身体条件好转后再择期进行造口还纳。本章介绍的机器人造口还纳手术相比于传统开放手术具有明显的优势。

二、背景

一篇系统文献综述采用主观意向分析法比较了腹腔镜微创与开腹手术对 Hartmann 术后造口还纳的短期优势。研究发现，尽管腹腔镜和开腹手术的死亡率相当，但腹腔镜手术组的切口感染和肠梗阻等近期并发症发生率更低，住院时间更短。

既往行 Hartmann 手术的患者，待身体条件允许后，可以进行造口还纳术。Hartmann 手术适用于左半结肠和直肠上段的结直肠病变。手术指征包括腹部感染（如憩室穿孔）的情况，在这种情况下，如果是局部感染且待吻合的肠壁没有炎症，则可以进行一期吻合和预防性回肠造口术。Hartmann 手术也同样适用于血流动力学不稳定或脓毒症状态下的患者，在这种情况下，患者往往暂不关腹，待病情稳定后回到手术室再进行一期吻合。对于严重肝病并伴有腹水的患者、严重营养不良或正在服用大剂量激素的患者，其结肠吻合口预估难以愈合，Hartmann 手术也是适用的。

三、术前准备

一般 Hartmann 术后 3 个月可行结肠造口还纳。3 个月以后，手术和疾病过程中产生的腹腔粘连会减轻。在结肠造口还纳前应评估近端结肠状态，确保无狭窄、瘘管或其他病变存在。远端肠管采用造影剂灌肠检查以明确残端肠管情况，同时可以了解远端肠管的长度。另外，可用纤维结肠镜对远端肠管进行检查，同时清除残端肠管内的黏液和残存的内容物，有助于手术时吻合器的安全置入并保证顺利吻合。

在等待手术的时间里，患者可以调整身体一般状态，为手术做准备。患者应加强营养，控制糖尿病，停止使用免疫抑制药物（如果病情允许）。可对合并心脏病高危因素（如心律失常、冠心病、心绞痛、慢性肾衰竭、有脑卒中 / 短暂性脑缺血发作病史）或同时有多种低危险因素（糖尿病、高龄、轻微心电图异常或基线体力水平较低）的患者进行心脏评估。身体虚弱且伴有大便失禁的患者则不应考虑还纳手术。

机械性肠道准备配合口服抗生素已被证明比单纯抗生素准备或完全不进行肠道准备更能减少感染性并发症。机械性肠道准备有助于最大限度地减少肠管吻合后粪便溢出的风险。通常口服 4L 聚乙二醇类药物进行机械性肠道准备。如果需要更少量的灌肠液，2L 聚乙二醇类药物与维生素 C 一起使用，可以达到同样的效果。此外还有很多其他的肠道准备方法，如同时服用匹可硫酸钠和枸橼酸镁，该方法耐受性也很好。抗生素肠道准备是在手术前一天的下午 1、3 和 10 点分别给予 1g 新霉素和 500mg 甲硝唑。

造口还纳术的难度取决于初始 Hartmann 手术的操作。在初次手术时，建议在结肠穿过腹壁后使用防粘连剂包绕结肠，然后再进行固定，这可以显著减少造口与皮下组织及筋膜的粘连。直肠离断位置位于低位盆腔同样会给还纳术带来困难，因为这需要额外在低位盆腔游离直肠，并游离脾曲，以获得足够的肠管长度，减少吻合口张力。

四、手术室布置和患者体位

达芬奇 Xi 机械臂系统垂直放置在患者的左侧。这将有助于机械臂向骨盆深部和脾曲旋转，而不像上一代 Si 系统那样经常需要重新对接。手术助手、手术室护士和无菌托盘位于对侧。结肠镜检查设备位于患者的足侧，方便用来评估吻合情况。

患者取截石位，双臂置于安全位置，方便手术台能够最大限度地移动。脚平放在脚镫上，大腿保持在足够低的位置，以免干扰机械臂的运动，特别是通过右下象限端口对接的第四臂。确保患者脚踝、膝盖和对侧肩部处于一条假想线上。

围术期推荐使用抗生素预防感染，包括头孢西丁和甲硝唑，或单独使用厄他培南，以上都是很好的预防性用药。手术结束后 24 小时内需停用抗生素。造瘘前用止血纱填充肠管断端以防止肠内容物在手术过程中溢出，或者采用荷包线缝合。氯己定或碘伏可用于皮肤消毒，但造口周围消毒应使用碘伏。

五、Trocar 位置

达芬奇 Xi 系统比上一代系统放置 Trocar 更便捷，机械臂的设计能够减少彼此间的碰撞，沿着一条虚拟的定位线放置所有的 Trocar 简化了定位过程。造口还纳术的中心目标位于左下腹，因此定位线是从左上腹到右下腹（图 9-1）。通过气腹针和（或）可视 Trocar 进入左上象限的 Palmer 点，以此为初始入路，首先可以使用 5mm Trocar 建立气腹，然后再换成 8mm Trocar（R1）。对于体型较小的患者，Trocar 应尽可能靠近肋缘放置，以最大限度地增加与右下腹 Trocar 孔的距离，这样可以放置四个 Trocar 而不会发生机械臂的碰撞。此时应注意评估腹腔内粘连情况。如果存在广泛的腹腔粘连，并造成一个或多个拟打孔位置的视野遮挡，则可以利用进镜孔和一只机械臂沿前腹壁分离粘连，直到有足够的空间再置入全部 Trocar。如有必要，可另外放置 5mm Trocar 进行局部粘连松解。当转腕器械和第三臂置入后，粘连松解就容易进行了。对于腹腔镜手术来讲，结肠造口周围的区域和骨盆深部通常是操作困难的位置。右下腹置入 12mm Trocar（R4），方便使用机器人吻合器，其余 Trocar（R2、R3）间是等距的。镜头放置于 R3，右手的剪刀置于 R4。左手的双极电凝钳置于 R2，在 R1 中交替使用分离钳或心包钳。

首先探查整个腹腔，在机器人对接前将患者调整到最佳体位。头低足高和左高右低位有助于将小肠从结肠造口处移开，并确保在对接机器人系统前，腹腔脏器处于最佳位置。机器人对接时朝向患者的左下腹。

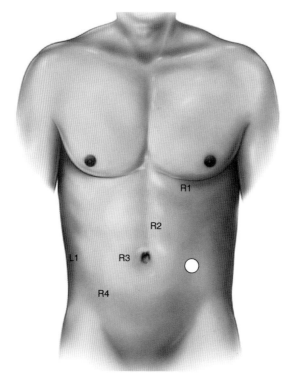

图 9-1　Trocar 位置

六、手术步骤

见表 9-1。

表 9-1　机器人 Hartmann 术后造口还纳术手术步骤及难度分级

手术步骤	技术难度（1 ～ 10 级）
1. 腹腔内结肠造口处游离	3
2. 脾曲游离	3
3. 直肠残端游离	3 ～ 6
4. 结肠造口拆除	1
5. 肠管吻合	2

(一) 腹腔内结肠造口处游离

之所以最初选择 Hartmann 手术，是因为腹腔内存在炎症，因此应该预判术中会存在粘连。当粘连区域可以清晰区分组织时，可以钝性与锐性结合松解粘连。在处理牢固的粘连带时，使用机器人剪刀的一侧小心地推动可能分离的粘连组织，若无法分离则使用剪刀锐性分离。在此过程中保持足够的张力至关重要，"推"动肠管产生的张力往往比"拉"动肠管更安全。否则，由于机械臂缺乏力的反馈，这可能会导致浆膜撕裂。松解粘连过程可能耗时比较长，分离过程应避免出血，采用双极电凝裸化血管并及时进行止血处理。

置入所有 Trocar 后首先松解粘连，游离与结肠造口和左结肠粘连的小肠。大网膜经常黏附于结肠造口和结肠脾曲，此时应将大网膜向头侧牵拉，暴露远端横结肠。利用 30° 镜仔细区分大网膜和结肠系膜，逐渐将结肠及其肠系膜从周围筋膜、腹壁肌肉和疝囊（如果存在）中游离松解开（图 9-1 和图 9-2）。

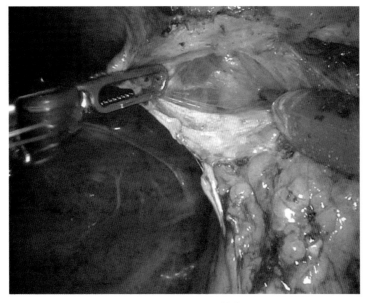

图 9-2 结肠造口游离

(二) 脾曲游离

显露左侧结肠，切开 Toldt 筋膜的外侧白线，由外向内游离结肠。提起降结肠系膜，沿 Gerota 筋膜由内向外游离至胰腺下缘。打开远端横结肠前方的大网膜，进入网膜囊，游离脾曲。有时需要游离肠系膜下静脉，从而增加游离的降结肠的长度。最后通过静脉注射吲哚菁绿，利用机器人近红外镜头和"荧光"模式来检查肠管血供情况。

(三) 直肠残端游离

将小肠移出盆腔以充分显露直肠残端（图 9-3）。因为缝线可能会加重粘连，所以在行 Hartmann 手术时并不建议使用缝线标记远端直肠残端的位置。如果残端难以定位，可以通过结肠镜检查直肠来协助定位。粘连较重时，往往需要松解侧壁和前壁的腹膜来显露直肠（图 9-3 ～图 9-5）。如果直肠游离度不够，可以选择切开右侧腹膜，沿直肠后间隙游离直肠，用吻合器行降结肠与直肠残端后壁的端侧吻合。

进一步评估远端直肠残端。如果存在慢性炎症，则需要切除部分残端以防止行端侧吻合后并发憩室炎。向头侧拓展 Toldt 间隙，由内向外游离乙状结肠系膜（图 9-6），显露左侧输尿管，游离直肠上动脉及肠系膜，然后自系膜左侧由外向内游离，与右侧游离层面会师（图 9-7），并于直肠乙状结肠交界处离断肠管。

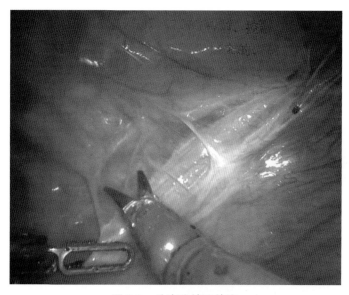

图 9-3　分离降结肠粘连

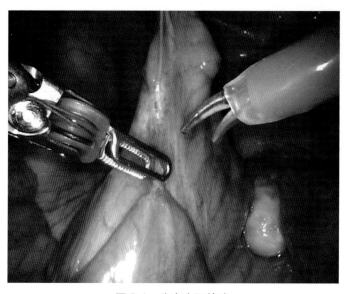

图 9-4　分离小肠粘连

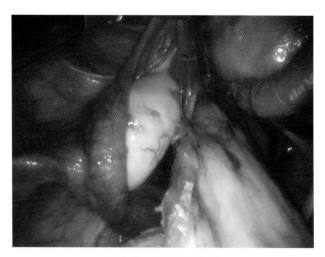

图 9-5　分离直肠粘连

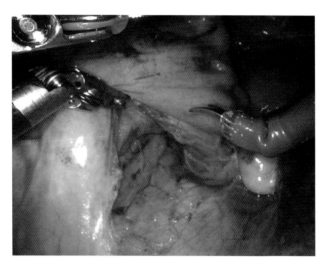

图 9-6　由内侧向外侧切开

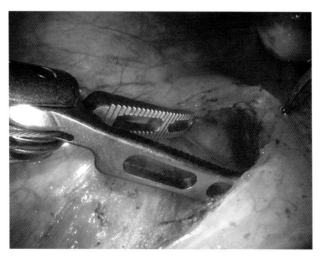

图 9-7　由外侧向内侧切开

（四）结肠造口拆除

通过机器人操作完成游离后，拆除造口就相对容易了。沿造口周围切开皮肤、皮下组织，沿肠管表面分离腹壁筋膜。利用 Allis 钳提供张力能促进肠管和筋膜间粘连的分离。

（五）肠管吻合

选择适合口径的吻合器。利用 Allis 钳抓持近端结肠切割闭合线的两端（如果在拆除造口后对近端结肠断端进行了切割闭合处理），用单极电刀在闭合线下方切开肠腔，置入抵钉座，在距切开线 5cm 处穿出抵钉座，然后用 GIA 切割吻合器关闭结肠切口。此步骤也可以用荷包缝合包埋固定抵钉座，从而进行端端吻合。或者将抵钉座置于肠腔后，封闭肠管，然后将抵钉座从缝合线处穿出。

充分扩肛，经肛门置入吻合器，于闭合线处或距闭合线 3cm 直肠前壁处穿出钉针，与抵钉座对接，激发并完成吻合。通过结肠镜检查、充气试验和观察切缘完整性的方式评估吻合情况。

七、术后护理

许多中心已将加速康复外科这一理念应用到结直肠手术之中。具体措施如下：患者可以在手术前 2 小时摄入液体，尤其是富含碳水化合物的液体；联合应用阻滞麻醉等多种麻醉方式，减少全身麻醉药物的使用；术后早期进食；术前指导包括术后早期下床、锻炼肺功能及多模式疼痛管理策略；术前机械和抗生素肠道准备；术中进行目标导向液体管理，减少输液总量（欧洲的一项研究表明，手术当天输液量限制在 3L 以内可以减少并发症的发生）；如条件允许则术后第 1 天拔除导尿管。在这些措施指导下，患者可缩短平均住院日 2 天。实践加速康复外科的过程中要强化患者监测，避免过于激进。

八、特殊困难情况

（一）结肠长度不足

对于大多数 Hartmann 术后造口还纳术来说，游离脾曲是唯一相对困难的操作。在靠近十二指肠处高位结扎肠系膜下静脉可以增加游离肠管的长度。如果结肠造口位于降结肠近端或横结肠远端，则需要游离肝曲或升结肠。如果游离的横结肠仍无法达到直肠吻合位置，可以用吲哚菁绿示踪技术确认回结肠血供可达横结肠后，使用血管夹夹闭并离断结肠中动脉，从而获得更多的游离肠管。此外将升结肠沿回结肠系膜旋转也可以使结肠到达盆腔完成吻合。

（二）病态肥胖

对于病态肥胖的患者，包括 Trocar 置入、肠系膜游离松解等所有手术操作都会更加困难。其主要挑战是肠系膜增厚和缩短导致结肠无法到达直肠末端。在行还纳手术前，应注意减轻体重。术中操作困难时可转为开放手术。

九、总结

Hartmann 手术是急诊情况下常用的手术方式，但术后行结肠造口还纳时因传统开放手术并发症发生率高，结肠造口可能无法还纳。虽然已经证明腹腔镜技术在结直肠手术中具有显著优势，但其在小肠袢的广泛粘连松解和盆腔深部直肠残端的游离等方面尚存技术瓶颈，这使得腹腔镜不能广泛适用于 Hartmann 术后造口还纳术。而机器人手术系统可以通过灵活的关节器械和第三机械臂来克服这些困难，使其在行结肠造口还纳术时更具优势。

第 10 章

机器人腹侧直肠补片固定术

Kristen Rumer，Brooke Gurland

一、简介

腹侧直肠补片固定术可以治疗直肠脱垂、直肠内脱垂、脱肛、肠膨出、会阴下降和排便障碍综合征等。由 Andre D'Hoore 报道的腹腔镜腹侧直肠补片固定术是用来治疗中、后盆腔脏器脱垂的一种方法。该技术主要包括游离直肠和阴道间隙，向下至会阴体，在直肠前壁和阴道后壁间缝合补片，并沿骶骨将补片悬吊在前纵韧带上。在此过程中使用机器人技术可最大限度地发挥三维可视化和腕式器械的优势。与腹腔镜技术相比，机器人手术的解剖和缝合更灵活、更容易掌控。在本章中，将机器人腹侧直肠补片固定术简化为八个基本步骤来进行介绍。

二、背景

直肠脱垂手术的目的是纠正解剖缺陷并改善肛门直肠功能。在过去的一个世纪中，已经发展出 100 多种不同的外科手术技术，但对于最佳术式仍未达成共识。腹侧直肠固定术（ventral rectopexy，VR）的目的是通过在直肠前壁缝合补片并将其悬吊于骶骨前纵韧带上来治疗直肠脱垂。这种技术避免了后方和侧方直肠的损伤，以及可能导致便秘的潜在神经损伤。在过去 10 年中，一些大样本研究表明腹侧直肠固定术可有效治疗直肠脱垂，改善排便、减轻排便梗阻症状。机器人腹侧直肠补片固定术（robotic ventral mesh rectopexy，RVMR）的安全性已得到证明，且与腹腔镜和开腹补片修复术相比，其效果更加优越。尽管 RVMR 的手术时间更长，但随着外科医生的机器人手术的经验日渐丰富，手术时间将会逐渐缩短。

三、患者选择与术前准备

术前病史采集应全面询问患者是否存在泌尿或肠道功能障碍、盆腔器官脱垂、性功能障碍和疼痛。建议进行多学科盆底功能评估和治疗。肛门直肠检查、尿动力学检查和排便造影术或磁共振盆底评估成像有助于确定盆底功能障碍的程度。

RVMR 主要适用于直肠全层或高度内脱垂、排便障碍综合征或大便失禁和肠膨出的患者，且患者无腹腔镜或机器人手术的绝对禁忌证。高龄、肥胖和既往有脱垂手术史的患者并不是 RVMR 的禁忌证，并且使用机器人技术可优化盆腔器官组织的解剖游离并提高缝合能力。RVMR 可联合骶骨阴道固定术或其他妇科手术治疗女性盆腔脏器脱垂。

机械肠道准备主要用于便秘患者。对于不能耐受肠道准备的高龄体弱患者，可使用清水灌肠。

四、麻醉准备与术前沟通

机器人腹侧直肠补片固定术需要在全身麻醉下进行，患者取头低足高卧位，手术所需气腹时间相对较长。对于所需操作技术相对简单的患者，经验丰富的外科医生实施该手术可能需要 120 分钟，且失血量较少。但是，当需要同时进行附加的妇科手术或患者既往有盆腔手术史等复杂情况时，手术时间会相应增加。解剖骶骨前或直肠阴道间隙时可能会发生出血，此时与麻醉师的充分沟通就显得尤为重要。由于患者双臂固定于身体两侧，术前应建立好静脉输液通道，一般不常规使用中心静脉通道或动脉压力监测导管。但是对于死亡率较高、出血风险较高或血流动力学不稳定的患者，应根据具体情况考虑行动脉监测等手段。

五、手术室布置和患者体位

手术床放置泡沫衬垫，以避免患者在头低足高卧位时发生滑动。折叠床单置于患者下背部，以便于调整并固定患者体位。患者臀部应置于手术台上下部的连接处，以便手术时在会阴区域进行测量或其他操作。患者采用截石位，双腿置于腿架上，并应用泡沫衬垫最大限度地减少腓神经损伤的风险。患者双臂也应小心置于衬垫上，并用垫单固定于身体两侧。泡沫垫放在胸前，用宽胶带或尼龙搭扣将患者固定在手术台上。麻醉诱导后，可通过调整手术台角度或平移使手术台远离呼吸机，以便为助手和机器人对接提供更多空间。

（一）麻醉后检查

患者体位固定后，进行阴道和直肠检查以评估脱垂的程度。将脱垂的直肠小心牵出，应特别注意脱垂起始点。对于会阴下降和低位直肠膨出的患者，向下解剖至会阴体并将补片横向固定到肛提肌和直肠前部，用于盆底和直肠的悬吊。对于从更近端开始的脱垂，可将补片放置在直肠前，然后将补片缝合到脱垂的起始点，以避免修复部位上方的复发性脱垂。

（二）操作孔及手术器械的布置

手术需设置 4 个机器人操作孔和一个辅助操作孔，操作孔排列成一直线，各孔间相隔 8cm，均置于脐上（图 10-1）。

上腹部手术和某些特殊体型的患者可能需要调整操作孔位置。首先建立气腹，然后在腹壁上确定操作孔位置。主操作孔 R1 和 R2 位于左上腹，用于放置机械臂 1 和 2。镜头置于脐上方的 R3 主操作孔中。主操作孔 R4 定位于脐右侧 8cm 处。副操作孔 L1 可置于 R4 右侧 8cm 或稍向下放置。应在盆腔可视的条件下进行机器人手臂的调整。在 R1 中放置一 CADIERE 抓钳或端头向上有孔抓持器，在 R2 中放置有孔双极镊。单极剪刀或电钩放置于 R4。缝线可从 8mm 副操作孔 L1 通过。游离操作结束后，可将开窗抓持钳和电剪刀分别更换为持针器（R2）和 megasuture cut 持针钳（R4）。

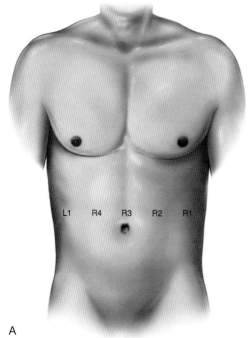

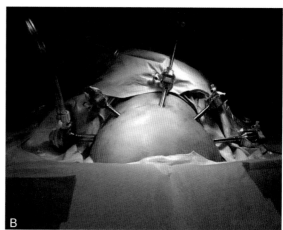

图 10-1　操作孔布置

六、手术步骤

见表 10-1。

表 10-1　机器人腹侧直肠补片固定术及难度分级

手术步骤	技术难度（1～10 级）
1. 游离盆腔脏器组织	2
2. 分离骶骨前纵韧带	3
3. 腹膜瓣的制作	3
4. 直肠阴道隔膜的解剖分离	5
5. 直肠子宫陷凹的解剖分离和切除	4
6. 直肠补片的放置及缝合固定	5
7. 固定补片于骶骨近端	5
8. 关闭腹膜	3

（一）游离盆腔脏器组织

患者采取头低足高位，利用重力作用将小肠从骨盆移至上腹部，乙状结肠也向头侧提出骨盆。子宫固定在前腹壁上。此时通常可观察到右侧输尿管沿侧腹壁向下延伸。若乙状结肠阻挡视野，在肠脂垂上放置套扎圈可以帮助固定乙状结肠于适当位置。

（二）分离骶骨前纵韧带

调整镜头角度至合适位置。通过 R1 孔，提起并向左牵拉乙状结肠系膜。R2 孔的有孔双极镊将位于右侧输尿管和直肠系膜之间的腹膜提起，并由此将腹膜打开。剪刀尖垂直于骶骨，沿着骶骨直接向下剪开前纵韧带，小心避开骶前静脉（图 10-2）。采用机器人手术时缺乏触觉反馈，因此在手术开始时充分、完整观察手术野有助于正确判断补片的近端固定点。助手可以通过调整机器人镜头的位置和角度来帮助识别骶骨。

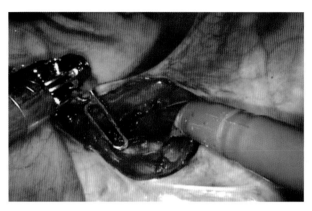

图 10-2　沿骶骨显露前纵韧带

（三）腹膜瓣的制作

将右侧腹膜从其下方的组织中剥离出来。直肠侧韧带应保持完整，稍后用于覆盖补片。

（四）直肠阴道隔膜的解剖分离

将直肠子宫陷凹向上拉出骨盆并在腹膜中线上做划痕标记，解剖分离直肠阴道隔膜。镜头应调整至向上 30°的位置，沿此平面进行锐性和钝性分离，直至会阴体。可从侧方观察到肛提肌（图 10-3，图 10-4）。助手位于患者两腿之间，在阴道内放置举宫器，将阴道抬高并顶向耻骨方向。

（五）直肠子宫陷凹的解剖分离和切除

分离直肠前方的直肠子宫陷凹，暴露脱垂的起始点。切除多余的直肠子宫陷凹组织，确保留下足够的腹膜来完全覆盖补片。如果同时进行前路修复或子宫固定术，多余的直肠子宫陷凹组织应予以保留以方便覆盖补片。

（六）直肠补片的放置及缝合固定

游离完成后，有孔双极镊（R2）和剪刀（R4）被替换为持针器（左）和 megasuture cut 持针钳（右）。将聚丙烯补片或生物材料剪裁成曲棍球球棍式，形成头端约 5cm×5cm、尾部约 2cm 的锥状，将生物补片放置于直肠阴道间隙（图 10-5 和图 10-6）。进行

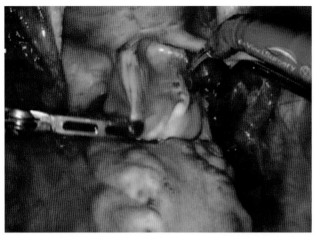

图 10-3　抬高直肠子宫陷凹以便在直肠阴道隔膜中进行解剖分离

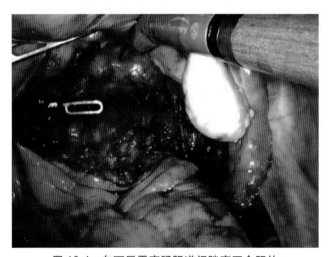

图 10-4　向下显露直肠阴道间隙直至会阴体

浆肌层缝合，用 2-0 PDS 缝线将补片缝合到直肠前，约使用 12 根缝线（图 10-7）。直肠内的辅助器有助于解剖轮廓的识别，并可检查补片是否完全覆盖直肠远端。

（七）固定补片于骶骨近端

调整镜头角度至合适位置。向侧方牵拉肠系膜以显露之前解剖过的骶骨部位。由于脱垂复位并处于解剖学位置，补片应平放于骶骨上并保证无张力，使用不可吸收缝线固定补片。加固缝合，避开韧带以防止入针太深进入椎间盘间隙，使用至少两条缝线将补片固定于前纵韧带上（图 10-8）。当同时进行阴道固定术时，缝线应依次通过补片前方、补片后方和骶骨，

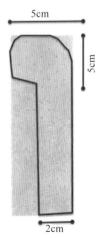

图 10-5　按曲棍球棍形状裁剪的生物补片

然后再穿过补片。最后进行检查，以评估脱垂的修复情况和缝合时是否损伤直肠或阴道。

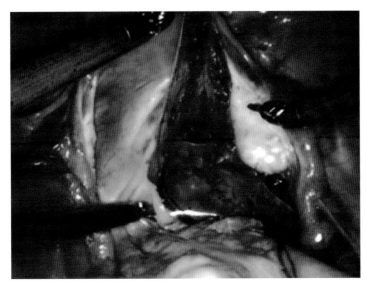

图 10-6　生物补片放置于直肠阴道间隙

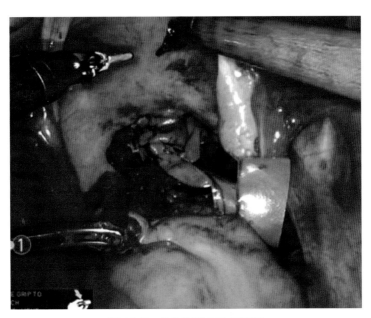

图 10-7　补片远端固定于直肠

（八）关闭腹膜

手术过程中要保留足够的侧腹膜，以保证无张力缝合且能完全覆盖补片（图 10-9），并避免损伤右侧输尿管（缝合线应更靠近腹膜的切缘，因为过多的缝合会使腹膜紧张进而牵拉输尿管，甚至有缝针损伤到输尿管的风险）。

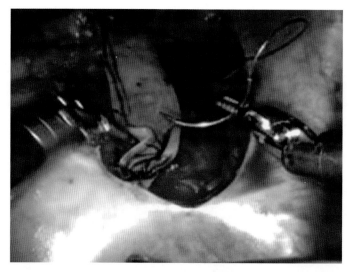

图 10-8　补片固定于前纵韧带上

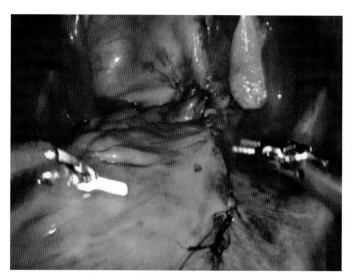

图 10-9　腹膜覆盖补片并缝合腹膜

七、结果

机器人腹侧直肠补片固定术已被证实是安全可行的，包括一日手术和对 75 岁以上的老年患者进行手术。患者经解剖矫正后，大便失禁、排便梗阻和性功能障碍等表现得以改善。这些研究中的患者绝大多数为 50 ～ 60 岁体重正常的女性。大多数研究的随访时间较短，长期疗效和修复效果的持久性仍需进一步评估。

一项纳入 12 项研究共 789 例患者的荟萃分析显示，腹腔镜腹侧直肠固定术（LVMR）治疗后盆腔器官脱垂的复发率为 3.4%（95% CI 2.0% ～ 4.8%），并发症发生率为 14% ～ 47%，大便失禁评分总体平均下降 44.9%（95% CI 6.4% ～ 22.3%），便秘评分显著降低 23.9%（95% CI 6.8% ～ 40.9%）。

Gouvas 等汇总 9 项因直肠脱垂行腹腔镜直肠前补片固定术治疗的研究后发现，直肠脱垂复发率在 0% ～ 15%，平均复发率为 2.4%。随访时间从数月至 7 年不等。Consten 等报道了 919 例连续病例，其中 242 例合并直肠外脱垂，13 例患者出现复发，利用 Kaplan-Meier 法计算 3 年、5 年和 10 年后的复发率分别为 4.2%、7.2% 和 8.2%（95%CI 3.7% ～ 12.7%）。

采用此种新治疗方法的一个关注点是修复的持久性。使用 MRI 观察解剖矫正情况和功能，发现 RVMR 与 LVMR 效果相当。与腹腔镜或开腹修复手术相比，机器人修复的复发率在各种研究中参差不齐。尽管 de Hoog 等最初发现 RVMR 的复发率高于 LVMR 或开放性腹侧直肠补片固定术，但当研究者对患者年龄进行筛选控制时，这种差异就不再存在了。在一项机器人和腹腔镜修复术的病例对照研究中，3/44（7%）的 RVMR 患者和 3/74（4%）的 LVMR 患者在 6 个月内出现脱垂复发。两项比较 RVMR 和 LVMR 复发率的荟萃分析显示两种手术方案复发率相当。一项针对 250 余名患者为期 2 年随访的研究显示，直肠外脱垂行 RVMR 治疗后的 5 年复发率为 13%，直肠内脱垂复发率为 10%。

目前为止，针对 RVMR 的术后效果的所有评估指标结果均较理想，且患者满意度较高。多种技术手段的评估结果均显示 RVMR 能够改善症状，包括患者回访调查、临床医生评估和 MRI 功能和解剖评估等在内的多种评估手段均证实了 RVMR 对于症状的改善效果。一项针对 258 例接受 RVMR 患者的 5 年观察报告显示，78.6% 的患者排便梗阻症状消失，63.7% 的患者大便失禁症状消失。

八、并发症

机器人腹侧直肠补片固定术的安全性已在多项研究中得到证实。与腹腔镜手术和开放手术相比，机器人手术的术后不良事件往往较轻，发生率也较低，这些结果在单中心研究和荟萃分析中均得以证实。最常见的并发症包括血肿、伤口感染、尿潴留、尿路感染、肠梗阻和疼痛。阴道穿孔、膀胱穿孔、出血和直肠损伤等严重围术期并发症报道较少。在一例阴道穿孔的病例报道中，患者并发症经非手术治疗后自行恢复，而在另一例阴道穿孔患者中，出现了需要外科手术处理的脓肿，后发展为结肠膀胱瘘，并最终行结肠造瘘术。单中心研究和荟萃分析均显示，RVMR 的失血量与 LVMR 和开放手术相比相近或更少。RMVR 和 LVMR 在术后疼痛和阿片类药物使用两方面的情况基本相似。

补片相关并发症是该手术不可避免的讨论焦点，由此引发的医疗纠纷从未停止，因此术前需要慎重考虑并与患者进行充分沟通。合成补片和生物来源补片的使用均有文献报道，尚未阐明不同类型材料在并发症或耐用性方面的优劣。一项国际外科医生合作研究共报道了 2203 例直肠前固定术，其中 1764 例（80.1%）使用了人工合成补片、439 例（19.9%）使用生物来源补片，术后随访发现 45 名（2%）患者发生补片周围组织器官溃疡，包括阴道（20）、直肠（17）、直肠阴道隔膜（7）和会阴部（1）。

可行性研究表明，RMVR 很少中转为开腹或腹腔镜手术。在一项配对研究中，10 例 RVMR 和 10 例 LVMR 均未发生中转开腹情况。在一项前瞻性随机对照试验中，16 例接受 RVMR 的患者均未发生中转开腹情况。在另一项研究中，中转开腹发生率同样很低，接受 RVMR 和 LVMR 的患者中转开腹率分别为 1/16（6%）和 2/25（8%）。中转开腹的原因多为失血过多、粘连严重、缝针掉落腹腔、无法耐受气腹，以及难以充分显露缝合部位等。荟萃分析未能证明腹腔镜手术和机器人手术在中转开腹率上存在差异。最近的一项 258 例 RVMR 的研究中报道，3 例"冰冻骨盆"患者接受了中转开腹治疗，其余病例无中转开腹情况。

一般来说，RVMR 的手术时间较长。熟练掌握机器人系统使用方法和手术技术后，手术时间相应缩短。一项对比 RVMR（$n=16$）和 LVMR（$n=14$）的前瞻性随机对照研究显示，两种方式在手术时间（131 分钟 vs 125 分钟）、术前准备时间（25 分钟 vs 30 分钟）、手术室总停留时间（202 分钟 vs 195 分钟）上均无显著差异。RVMR 的机器人操作时间为 96 分钟。最近，一项大型回顾性横断面研究显示手术时间平均为 87 分钟。

九、总结

RVMR 在显露盆腔视野和缝合方面优于腹腔镜手术。治疗效果和并发症情况与腹腔镜手术相似。本章所概述的标准化步骤是该技术操作的大致框架。机器人脱垂修复的远期疗效尚未明确，可能与腹腔镜修复的远期效果类似。

第 11 章

机器人全结肠切除术

Mark Soliman，Rachel Martin

一、简介

达芬奇机器人手术现已成为结直肠手术的重要方式。随着最新的 Xi 机器人手术系统的应用，该手术系统的适用范围已从盆腔手术扩展到需要多象限手术操作的全结肠切除术。本章将详细介绍机器人全结肠切除术的手术方法。

二、背景

自 21 世纪初以来，机器人已经广泛应用于泌尿外科和妇产科手术中，但其在普外科尤其是结直肠外科手术中的应用却相对较晚。近 10 年的研究表明：与腹腔镜手术和开腹手术相比，机器人手术是安全可行的。统计数据显示，当使用机器人手术时，患者失血量更少，住院时间更短，并发症和中转开腹率更低。此外，机器人手术具有与开腹手术和腹腔镜手术相当的肿瘤根治效果。机器人在结直肠手术中的首次应用（也是目前最常见的应用）是在低位盆腔的手术之中，因为在技术层面，腹腔镜手术和开腹手术对此部位的游离是比较困难的。机器人手术独有的 360° 旋转内腕、三维可视化视野，以及缓解主刀术中疲劳的优点均有助于低位盆腔的操作。随着 2014 年达芬奇机器人 Xi 平台的产生，腹部多区域全角度手术变得可行。而在此之前，无法探及腹部多个区域一直限制着机器人在全结肠切除术中的应用。

近期，人们将机器人全结肠切除术与开腹手术和腹腔镜手术进行了比较，发现与后两者相比，机器人全结肠切除术的并发症发生率和患者死亡率均有所降低；此外，机器人手术与腹腔镜手术相比，中转开腹率更低。

三、术前计划

全结肠切除术术前必须进行详细的病史采集和体格检查。既往腹部手术史和结肠镜检查对患者术后恢复时间、术中造口的可能性，以及是否需要中转开腹等方面具有重要影响。

四、手术室布置和患者体位

机器人全结肠切除术中患者应取截石位，臀部与手术台下缘平齐。患者身体下方放置泡沫防滑垫，胸部使用填充胶带，以防止手术过程中出现体位移动。患者的手臂应并拢，大腿位于手术台正中位置，避免神经血管的挤压损伤。

手术室布置应标准化。一般来说，机器人应放置在便于术者操作的一侧。

五、Trocar 位置

在全结肠切除术中，优化 Trocar 布局对机器人手术操作能够探及腹部所有区域至关重要。理想的打孔位置可以使外科医生在手术过程中更好地操作，避免机械臂的碰撞，也为助手提供一定的辅助空间。气腹孔应建立在右上象限锁骨中线肋缘下约 2cm 处，置入 5mm AirSeal® 套管和 5mm 0° 镜头。

建立气腹后，Trocar 从右下到左上象限呈一条直线放置（图 11-1A）。右上象限 Trocar 为第一辅助孔，第二辅助孔置于左下象限或下腹部横切口位置。Trocar 之间的距离最好控制在 7cm 或 4 横指宽。对笔者来说，这种打孔布局结合了右半结肠切除术和低位前切术的打孔布局。第一个 12mm Trocar 放置在髂前上棘和脐的中间，第二个 12mm Trocar 放置在左侧肋缘和脐之间。另一种方法，Trocar 可从左至右横向放置于中腹部（图 11-1B）。

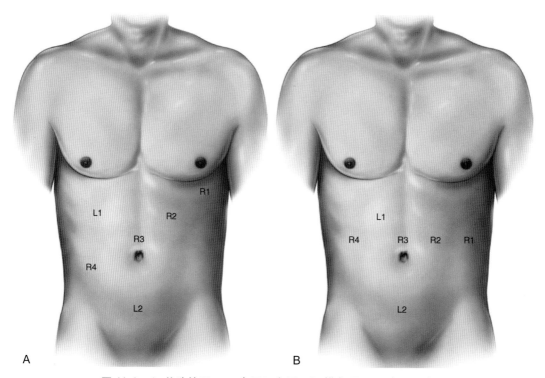

图 11-1　A. 首选的 Trocar 布局示意图；B. 横向 Trocar 布局示意图

六、手术步骤

笔者习惯于按照从近端到远端（即从盲肠到直肠）进行全结肠的游离（表 11-1）。

表 11-1　机器人全结肠切除术手术步骤及难度分级

手术步骤	技术难度（1 ～ 10 级）
1. 回结肠血管的分离和裸化	3
2. 由内侧到外侧游离升结肠	3
3. 横结肠系膜的游离	5
4. 横结肠外侧的游离	3
5. 升结肠外侧的游离	2
6. 回肠末端的离断	2
7. 肠系膜下动脉的识别与结扎、输尿管的识别	4
8. 降结肠和脾曲的游离	4
9. 乙状结肠的游离	2
10. 直肠的游离	2

（一）右半结肠的游离

Trocar 放置完毕后，首先使用腹腔镜器械调整小肠位置，显露回结肠血管。一般来说，可以通过将体位调为头高足低或向右下倾斜 8°～ 10°来实现（这一步很关键，在腹腔镜下肠管显露不佳的情况下过早对接机械臂会使手术难以开展）。

以下介绍的是一个机械臂放置于上腹部的案例，机械臂对接如表 11-2 所示。

1. 回结肠血管的分离和裸化　通过牵拉右结肠系膜前端来确认回结肠血管的起始部，并充分暴露右结肠旁沟。钝性锐性结合游离此相对透明的区域后可进入一个无血管平面。首先在该平面内侧分离，显露十二指肠降部，在回结肠血管起始部的远端剪开系膜，并根据外科医生的个人习惯将回结肠血管分离。笔者更倾向于选择性分离动脉和静脉，并采用无张力的血管夹分别夹闭并离断血管。

2. 由内侧到外侧游离升结肠　用有孔双极镊将右半结肠系膜推向前腹壁，然后使用血管凝闭器显露右半结肠系膜和腹膜后之间的无血管间隙。将十二指肠与横结肠系膜分离，逐渐向横结肠近端延伸。应注意该平面的分离应遵循一定顺序，首先剥离平面的右下部分，然后剥离平面的右上部分，以便在半透明的肝结肠韧带内显露肝脏的边缘。

3. 横结肠系膜的游离　继续向内侧游离，直至患者左半结肠系膜或者横结肠系膜远端。在前方用抓钳撑开横结肠系膜后，十二指肠降部和胰头则会显露出来。接下来显露结肠中血管，应从血管四周将其小心分离。结肠中血管分离后，尽可能分离远端横结肠系膜。笔者建议在胰腺下缘分离肠系膜下静脉，并作为内侧游离的最远端。肠系膜下静脉分离完成后，便很容易进入小网膜囊，依次显露大网膜后叶、横结肠及其系膜和胰体部。

4.横结肠外侧的游离　将大网膜上翻至肝脏上缘以显露胃结肠韧带及其附着点。进入网膜囊，与之前由内侧到外侧游离升结肠时显露的肝结肠韧带平面汇合。

5.升结肠外侧的游离　横结肠游离完成后，将升结肠向内侧牵开，切开 Toldt 线，由升结肠近端向盲肠和末端回肠进行游离，将升结肠和横结肠完全游离。

6.回肠末端的离断　通过机器人机械臂 4 牵拉回结肠系膜至患者左上腹，游离末端回肠。保持适度张力有助于从右半结肠系膜向回肠末端的游离。然后通过右上象限 12mm Trocar 使用切割闭合器离断末端回肠。

（二）游离左半结肠和直肠

右半结肠游离完成后，接下来进行左半结肠的游离。首先卸下所有机械臂，将患者置于头低足高位。将小肠移出盆腔，显露肠系膜下动脉。体位调整和充分显露对于手术顺利进行至关重要。行下腹部手术，机器人机械臂设备的对接如下所示：机械臂 1 对接端头向上有孔抓持器，机械臂 2 对接有孔双极镊，机械臂 3 对接镜头，机械臂 4 对接剪刀等（表 11-2）。

表 11-2　根据手术位置不同机械臂设备的安装情况

	机械臂 1	机械臂 2	机械臂 3	机械臂 4
右半结肠分离	有孔双极镊	镜头	剪刀、血管夹、切割闭合器	端头向上有孔抓持器
左半结肠分离	端头向上有孔抓持器	有孔双极镊	镜头	剪刀、血管夹、切割闭合器

1.肠系膜下动脉的识别与结扎、输尿管的识别　由内向外侧方入路第一步是用机器人机械臂 3 向腹壁前方牵拉直肠乙状结肠交界处，暴露肠系膜血管下方的左结肠旁沟，在此处可以观察到左结肠系膜与腹膜后交界处组织细微的颜色变化，即左侧 Toldt 线（图 11-2）。

在该交界处进行标记，并钝性分离无血管平面。向后分离至腹下神经，向前分离至直肠上动脉，应注意保护这些结构。然后从侧面辨别左侧输尿管，并沿后方分离直至脾曲（图 11-3）。IMA 分离后，会在动脉近端形成一个肠系膜窗口，此时从血管四周将其小心分离，从根部裸化 IMA。此时，将剪刀更换为用于结扎 IMA 的血管夹。在血管夹闭过程中，机械臂应平稳固定以减少血管张力，双极镊应准备好抓持横断肠系膜血管的两端，以防血管破裂出血。

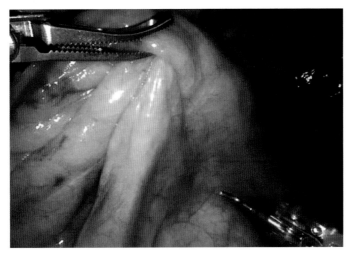

图 11-2　肠系膜血管

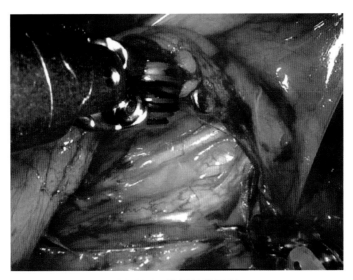

图 11-3　输尿管的识别

2. 降结肠和脾曲的游离　IMA 离断后，继续从内侧到外侧向脾曲游离。用双极电凝将降结肠系膜向下向后牵拉，用血管凝闭器械钝性分离降结肠系膜以扩展该平面。

继续向内侧游离直至之前分离的 IMV，进入网膜囊。此时，降结肠和横结肠系膜已经与腹膜后组织完全游离。在此步骤中必须保证准确辨别胰腺并在其表面游离，而不是与结肠一起游离。脾曲内侧游离完成后，便会与右半结肠的游离平面汇合，然后就可以游离脾曲外侧了。

提起大网膜以暴露胃结肠韧带。此时，术者应该能够辨别出先前从右侧游离的胃结肠韧带。助手抓住脾曲并向右下腹牵拉，离断胃结肠韧带，从而使远端横结肠和脾曲完全游离。

3. 乙状结肠的游离 脾曲完全游离后，接下来处理乙状结肠。游离乙状结肠时，首先将其向内侧牵拉暴露 Toldt 线。沿 Toldt 线由中间向两侧游离，至腹膜反折水平（图11-4）。

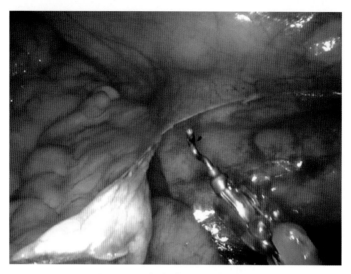

图 11-4 左半结肠外侧的游离

4. 直肠的游离（可参考其他章节）

（1）直肠后方的游离：直肠的游离从直肠后方开始，利用机器人第3臂将直肠向前牵拉。适度的牵张力有助于暴露骶前间隙（图11-5）。在游离过程中，牵引力首先由机器人第3臂提供，随着游离继续向骨盆深入，牵引力主要由助手提供。辅助孔置入无创抓钳，向头侧牵拉乙状结肠远端或者直肠近端，从直肠后间隙向下游离，注意保护腹下神经，用电钩或电剪将该平面尽可能向肛侧延伸，然后再进行直肠前壁的游离。

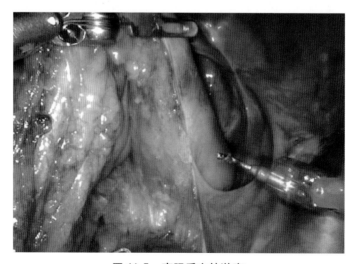

图 11-5 直肠后方的游离

（2）直肠前方的游离：电钩切开腹膜反折，助手向头侧牵拉直肠，利用机器人第 3 臂协助游离直肠前间隙。此时，女性患者的直肠阴道隔、男性患者的前列腺和精囊便会显露出来。切开邓氏筋膜，直肠前间隙的游离要一直延伸到直肠远端或肛管近端水平。

（3）直肠侧方的游离：在直肠前方游离平面和直肠后方游离平面形成后，接下来进行直肠侧方的游离（图 11-6）。在游离直肠左侧时，助手向右上方牵拉直肠乙状结肠交界处肠管。有孔双极镊在对侧提供反向牵拉力，用电钩游离平面。同样，游离直肠右侧时，助手将直肠乙状结肠交界处牵拉到左上方。如此游离到远端直肠或近端肛管的水平，便完成了直肠环周的游离。

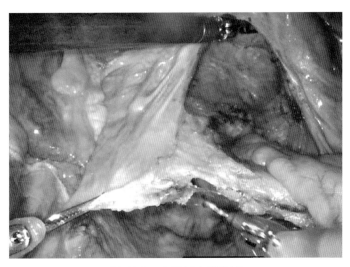

图 11-6　直肠侧方的游离

（4）直肠的离断：将直肠游离达到肛提肌平面的水平，或者手术所需的切缘水平，选择合适的远端切缘，裸化肠管。经右下腹的 12mm Trocar 孔置入切割闭合器并离断肠管。笔者建议在骨盆深处用切割闭合器由前向后离断直肠（图 11-7）。

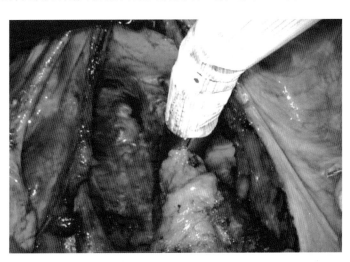

图 11-7　直肠的离断

（三）最终步骤

完全游离全结肠标本后，根据最终术式确定标本取出途径。如行回肠末端造瘘则标本可从造口取出；如行回肠储袋 - 肛管吻合术，则标本可从任意 Trocar 孔取出。

七、总结

达芬奇 Xi 机器人手术保留了传统机器人手术的优势，即拥有灵活的机械臂、血管凝闭器械、第 3 "手臂" 和稳定的三维视野进行精准的解剖等，适合于多象限手术操作，尤其适合行全结肠切除术。

第 12 章

机器人结直肠切除和回肠储袋 – 肛管吻合术

Amy L. Lightner, David W. Larson

一、简介

1978 年 Parks 和 Nicholls 提出的全结直肠切除、回肠储袋 - 肛管吻合（IPAA）术是治疗溃疡性结肠炎（UC）和家族性腺瘤性息肉病（FAP）的首选术式。通常，结直肠手术可以使用开腹、手辅助腹腔镜或完全腹腔镜的方式进行。腹腔镜手术在缩短术后住院时间、缩短切口长度、降低不孕并发症发生率、减少静脉麻醉药物使用等方面具备优势，在过去 10 年中逐渐成为主流术式。

近年来，在结直肠良性和恶性肿瘤手术中，达芬奇机器人手术系统（Intuitive Surgical，Sunnyvale，California）越来越受欢迎。包括荟萃分析在内的许多研究均报道了在结直肠手术中，机器人有着与传统腹腔镜相同的安全性和有效性。机器人平台的操控灵巧性、三维视野可视性和人体工程学的改进，促进了其在结直肠癌手术中的应用。尽管存在增加成本和缺乏触觉反馈的问题，但在未来几年，进行 IPAA 手术的外科医生仍可能会更多地选择机器人手术方式。下面将介绍机器人 IPAA 手术的关键步骤。

二、背景

通常，IPAA 手术分两个步骤，第 1 个步骤是全结直肠切除术和回肠造口术，第 2 个步骤是回肠造口还纳术。考虑到患者术后接受生物治疗所引起的免疫抑制、贫血和营养不良等不良事件，越来越多的 IPAA 手术分 3 个步骤进行。第 1 个步骤是次全结肠切除术和回肠末端造口术，第 2 个步骤是直肠切除、回肠储袋 - 肛管吻合术和环状回肠造口术，第 3 个步骤是回肠造口还纳术。在下文讨论中，假设患者之前已经接受了腹腔镜次全结肠切除术和回肠末端造口术，机器人 IPAA 代表该手术的第 2 个步骤。

三、患者体位和操作孔位置

麻醉成功后，患者取截石位，收拢双臂。取 15mm Trocar 孔作为助手操作孔，置入 30° 镜，将 4 个机器人机械臂在直视下以横向排列方式置于距耻骨联合上约 20cm 的腹部区域，达芬奇机器人 Xi 系统每个操作孔位的间距为 6～8cm，以避免术中机械臂碰撞（图 12-1）。

选取 Trocar 孔位置时，关键是要考虑到 Trocar 孔距手术区的距离，以及骨盆侧壁和骶骨岬是否会影响手术操作。例如，单极电剪的长度为 57cm，工作长度为 27cm，对于躯干较长的患者，头侧操作孔位置过高，会使骶前游离困难，无法到达盆底。如果操作孔位置过于靠外（尤其是男性患者），会与骨盆侧壁碰撞，导致盆底游离困难。

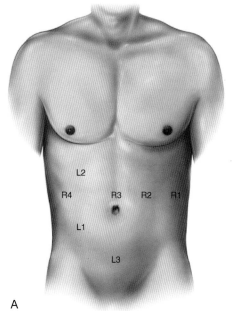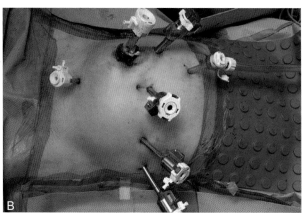

图 12-1　机器人手术操作孔位置

四、手术步骤

见表 12-1。

表 12-1　机器人 IPAA 手术关键步骤及难度分级

手术步骤	技术难度（1～10级）
1. 游离回肠系膜	4
2. 游离直肠后间隙和分离直肠上动脉	5
3. 游离直肠前壁和离断直肠	5
4. 回肠储袋和直肠的吻合	3
5. 检测吻合口	1
6. 环状回肠造口	2

(一) 回肠储袋

在放置机械臂 Trocar 前，在末端回肠造口处切开腹壁，用直线切割闭合器封闭末端回肠，提出末端回肠，在距回肠断端 16 ～ 20cm 处，用电刀在系膜对侧开一小孔，作为储袋的顶端。使用两个 10cm 直线切割闭合器钉仓（GIA100，Covidien，Boulder CO）制作 15 ～ 20cm 的 J- 袋。J- 袋顶端放入圆形吻合器抵钉座（EEA 25、27 或 29mm）（图 12-2），2-0 缝线行荷包缝合，用 3-0 丝线加固缝合。然后将末端回肠放回腹腔，在回肠造口处更换 15mm 穿刺器，建立气腹。

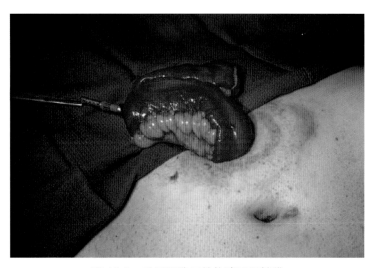

图 12-2　从回肠造口处构建回肠储袋

(二) 游离回肠系膜

肠系膜的长度影响回肠储袋的制作。研究显示肥胖患者肠系膜过短，会导致回肠储袋制作困难。通过游离肠系膜可延长肠管长度，从而减少回肠储袋吻合口张力。用机器人可在镜下进行这部分操作。首先游离回肠系膜至十二指肠和胰腺的下缘（图 12-3A），避免损伤肠系膜上动脉（图 12-3B）。如果长度仍不足，可以在肠系膜做多次阶递式切口，以增加肠系膜的长度（图 12-3C）。利用电凝处理系膜浅表出血（图 12-3D）。

(三) 游离直肠后间隙和分离直肠上动脉

充分游离肠系膜后，开始行直肠切除术。对于女性患者，可以悬吊子宫，使用 Keith 针穿过腹壁及子宫底部或圆韧带将子宫提起到腹壁，在手术结束时将其复位。或者也可以经阴道放置举宫器来举起子宫，以便于在直肠阴道间隙游离。达芬奇机器人设备放置在患者左侧（图 12-4）。在达芬奇机器人 Xi 系统中，机器人可以从左侧进入，镜头对准骨盆，机器人会自动旋转到正确的位置。机械臂 1 放置电剪，机械臂 2 放置镜头，机械臂 3 放置双极，机械臂 4 放置抓持钳。

图 12-5 中可以看到直肠上部、输尿管和髂血管。从右侧入路进入骶前间隙进行直肠切除术。提起直肠，展平右侧盆腔腹膜，单极电剪由此切开腹膜（图 12-5A），提起肠系

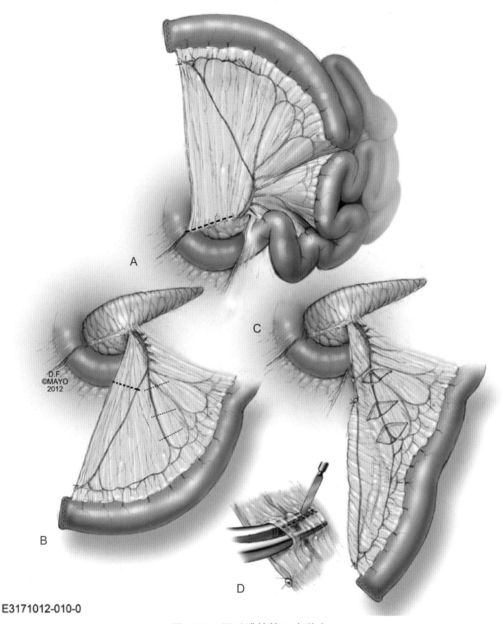

E3171012-010-0

图 12-3　肠系膜的第 1 步游离

A. 由外侧向头侧切开系膜根部至十二指肠和胰腺的下缘；B. 识别和保护肠系膜上动脉；C. 如果仍无法到达，逐步在前部和后部切开肠系膜可以增加肠系膜长度；D. 电凝肠系膜表面的脉管系统

膜在其后方游离，显露无血管区（图 12-5B），向盆底游离（图 12-5C），继而转至对侧，注意保护左侧输尿管、生殖血管和髂血管。在解剖过程中应识别腹下神经丛，并将其轻轻向后推向骶骨来保护它们。直肠后间隙解剖完成后，再次观察左右两侧输尿管。使用机器人血管凝闭器离断肠系膜及其中的血管（包括直肠上动脉残端）。

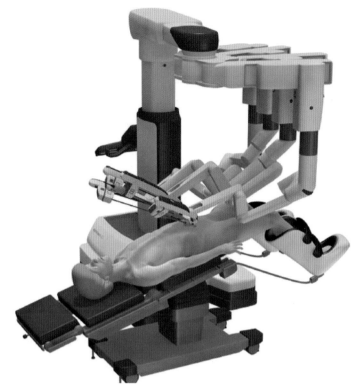

图 12-4　机器人设备置于患者左侧

（四）游离直肠前壁和离断直肠

最后游离直肠前壁（图 12-6）。通过机械臂 3 将直肠残端拉出骨盆并维持适当张力。助手可在精囊或阴道后放置吸引器或抓持器协助术者完成游离。通过直肠前方的反向牵引，游离平面能拓展到盆底水平。在完成后部、前部和侧方解剖后，应在缝合前于盆底水平裸化肠管（图 12-7）。到达盆底后，经肛门确认直肠长度及位置，确保之后的吻合在齿状线上方 1 ～ 2cm 处进行。然后使用镜下切割闭合器（iDrive Ultra，Covidien）将直肠在齿状线上方 1 ～ 1.5cm 处离断（图 12-8），可在吻合完成后经回肠造口处取出标本。

（五）回肠储袋和直肠的吻合

取出切除的直肠，将回肠储袋与肛门进行吻合。通过机械臂将回肠储袋和吻合器抵钉座送至盆腔。经肛管置入 29mm 圆形吻合器，直视下完成吻合（图 12-9）。

（六）检测吻合口

回肠储袋与肛管吻合后，患者取头高足低位，盆腔注入生理盐水，通过注气试验检查吻合是否牢固。

（七）环状回肠造口

在原造口处再次行预防性回肠造口术以保护回肠储袋 - 肛门吻合口。一般选取距离回肠储袋近端 25 ～ 50cm 处小肠，以确保回肠储袋 - 肛门吻合口无张力。通过左侧机械臂将 19F 引流管置于盆腔。

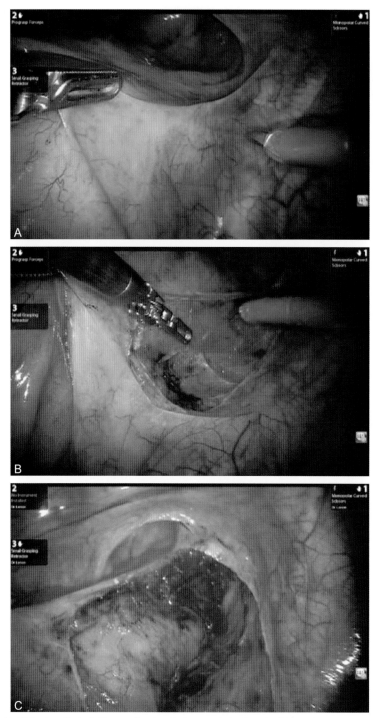

图 12-5　A. 开始剥离时，将腹膜伸展至右侧骨盆沟，以确定进入腹膜的最佳位置；B. 随后确定无血管平面；C. 继续向盆底游离

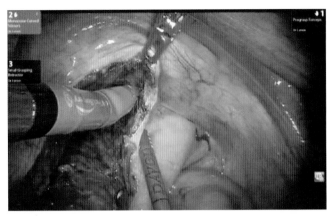

图 12-6　在完成直肠后方和侧方游离后进行前方的游离

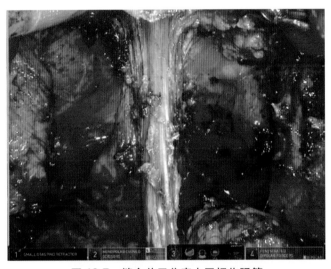

图 12-7　缝合前于盆底水平裸化肠管

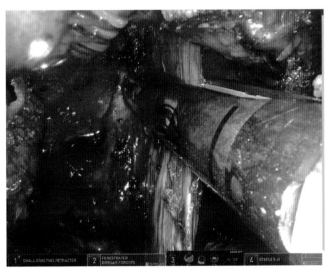

图 12-8　使用 60mm 绿钉仓切割闭合器离断直肠

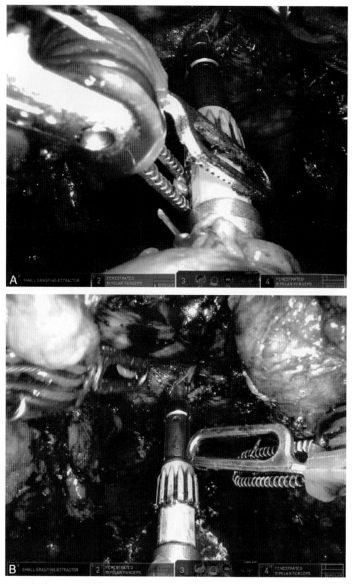

图 12-9　在直视下回肠储袋 - 肛门吻合。A. 将抵钉座带入视野；B. 准备吻合

五、总结

　　机器人 IPAA 手术是一项新技术，虽然目前尚缺乏将机器人 IPAA 和腹腔镜 IPAA 进行对比的随机对照研究，但机器人操作更具优势，如能更准确清晰地辨认血管、神经束（特别是对于狭窄的男性骨盆），以及具有更合理的人体工程学设计。在不久的将来机器人手术或许能成为 IPAA 微创治疗的首选方法。

第 13 章

机器人腹会阴联合切除术

Slawomir Marecik，Ahmed Al-Khamis，Kunal Kochar，John J. Park

一、简介

本章主要介绍机器人腹会阴联合切除术（abdominoperineal resection，APR）的操作技巧，包括：①机器人盆腔内直肠游离；②肛提肌和内外括约肌游离；③保留部分括约肌的直肠肿瘤适形切除。

二、背景

1982 年，Bill Heald 教授强调了直肠切除术的原则，他将全直肠系膜切除术（total mesorectal excision，TME）定义为"对肿瘤周围组织进行彻底切除，必须切除所有被肿瘤侵袭的组织，并尽可能保留正常组织"。Heald 称其为直肠手术的"神圣平面"。

接受低位前切除术（low anterior resection，LAR）的直肠肿瘤患者预后得到了显著改善，但是 APR 术后结局很差。同 LAR 相比，APR 存在更高的局部复发率（15%～30%）和更差的生存结局，这些结果与其较高的穿孔率和环周切缘（circumferential resection margin，CRM）阳性率有关。此外，外科医生的经验不足、在下骨盆的狭窄空间内实施手术的技术性困难及进展期肿瘤，都会增加 APR 的手术风险。近年来，随着外科医生对保留括约肌手术经验的日益丰富，APR 的手术率明显降低。

来自瑞典的 Holm 教授及其团队发表了一项新的研究成果——改良 APR，该技术被称为经肛提肌外腹会阴联合切除术（extralevator abdominoperineal resection，ELAPR）。这种术式避免了将直肠系膜从肛提肌上分离下来，其将大部分肛提肌与直肠系膜、肛周组织一起切除。为保证肿瘤的彻底切除，尾骨切除（甚至远端的骶骨切除）在此术式中也常被应用。在低位直肠肿瘤中，ELAPR 所切除的柱形标本往往带有更多癌旁组织，这能减少肠穿孔率和 CRM 阳性率，局部复发风险也随之降低。另外，该技术也为会阴部手术提供了良好的暴露视野。

ELAPR 术式也有其局限性。笔者和一些其他学者发现，ELAPR 术式不仅会导致会阴伤口难以愈合（通常需要皮瓣重建），还会合并会阴疝、慢性疼痛及多种泌尿生殖系统并发症。泌尿生殖系统损伤主要由向外切开肛提肌时对盆丛和血管神经束的机械性损伤所致（图 13-1）。为了最大限度地减少这些问题，外科医师可以考虑在适宜的病例选择改良肛提肌外 APR，即在肿瘤一侧行扩大切除肛提肌，在未受肿瘤影响的一侧进行保守性切除。这种术式既保证了治疗结果又减少了围手术期并发症的发生率。

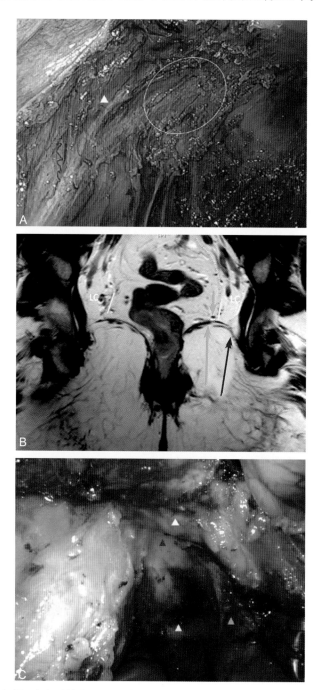

图 13-1　A. 全直肠系膜切除术后的左侧盆腔神经丛，位于肛提肌群的正上方，由腹下神经（白色标记）、内脏骶神经（红色标记）和内脏盆神经（也称为勃起神经）构成；B. 与盆神经丛相关的手术路径（黄色），正确（绿色箭头）——在盆丛的内侧，错误（红色箭头）——由盆丛的外侧进入外侧隔室（LC）；C. 超低位直肠前切除术中右侧血管神经束（白色标记），显露右侧耻骨尾骨（红色标记）、髂尾骨（黄色标记）肌肉，以及盆腔神经丛（绿色标记）

目前，腹腔镜直肠切除术已经成为直肠癌标准外科术式。这种微创方式能与开腹手术取得相同的肿瘤学治疗效果，并且患者恢复更快，住院时间更短，围手术期并发症发生率更低。然而，腹腔镜直肠切除术也有局限性，即可能会造成中转开腹和 CRM 阳性率升高。此外，镜头稳定性差、还会导致术野受限。

达芬奇手术系统是美国 FDA 于 2000 年批准的第一个机器人手术系统。作为一种创新设备，它克服了传统腹腔镜的诸多不足。机器人技术平台可以减少骨盆的解剖学限制，能在狭窄的骨盆空间内进行有效的第 3 臂操控，使用灵活的可转腕手术器械进行精细运动（7 个自由度调节），同时利用可放大的三维视图提供精确稳定的术区视野。自达芬奇手术系统引进以来，多项研究报道了机器人直肠切除术的安全性和有效性。事实上，机器人手术已证明与腹腔镜手术具有相似的治疗效果和术后并发症发生率，更有数据显示，当由经验丰富的外科医生实施手术时，中转开腹率有降低的趋势。

三、术前准备

通常选择左下腹作为最佳造口部位，术前由负责造口的医生进行标记。

（一）患者体位及手术室布置

患者采用改良截石位，使髋部轻度屈曲，保持大腿与身体其他部位相对水平。游离直肠时采用头低足高平卧位，在左下腹操作或解剖血管时应保持躯体略向右侧倾斜。

当使用达芬奇 Xi 系统时，机器人吊臂可以置于任何位置（机器人的吊臂可以旋转）。笔者的做法是将吊臂固定于骨盆左侧，以方便左下腹、肠系膜下血管和直肠区域的手术操作。

（二）操作孔及标本取出口位置

利用机器人操作的步骤包括：游离肠系膜下动脉、乙状结肠、直肠和离断肛提肌。利用 4 个机械臂（3 个操作孔 + 镜头）可以最大限度地暴露手术区域（图 13-2）。

在达芬奇 Xi 系统中，镜头通过位于脐部的 8mm 操作孔(R3)进入。右下腹操作孔(R4)位于髂前上棘到脐连线 3 ~ 5 指宽的位置，用于置入电钩或电剪；若后续更换为 12mm 的操作孔，还可以使用切割闭合器。其余 2 个 8mm 操作孔位于左腋前线与脐水平交点(R1)，以及脐与上一操作孔连线的中点处（通常位于锁骨中线上，R2）。辅助操作孔的放置将在稍后描述。助手站于术者右侧，左手持肠钳，右手持吸引器。

左外侧的操作孔通常放置需大幅度活动的机械臂并能置入且可连接 CADIERE 镊。左内侧的操作孔放置负责精密运动的机械臂并可置入有孔双极镊。R2 操作孔在手术结束时进行扩大，作为永久性造口。

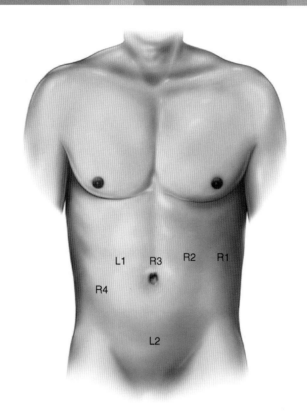

图 13-2 笔者行机器人腹会阴联合切除术的操作孔位置

四、手术步骤

见表 13-1。

表 13-1 机器人腹会阴联合切除术关键步骤及难度分级

手术步骤	技术难度（1～10 级）
1. 腹腔探查	1
2. 肠系膜下血管的分离	4
3. 直肠后方游离	4
4. 直肠侧方游离	5
5. 直肠前方游离	5
6. 直肠远端游离和肛提肌离断	6
7. 结肠造口术	1
8. 会阴部游离	4
9. 缝合会阴部切口	3

（一）腹腔探查

术者和助手立于患者的右侧，首先置入脐 8mm 操作孔、右下腹 8mm 操作孔、右中腹 5mm 操作孔（或 6 ～ 8mm AirSeal®）（辅助操作孔）和耻骨上 5mm 操作孔（共 4 个），以上操作孔用于腹腔探查。探查重点在于检查是否有肝脏、腹膜和大网膜转移。如果无法确定，可增加左中腹部 8mm 操作孔以便于探查（图 13-2）。

（二）腹部手术操作

1. 肠系膜下血管的分离

（1）第一步在骶岬水平自右侧切开直肠系膜，进入直肠上动脉下方的无血供平面开始解剖。沿着肠系膜下动脉起始处裸化，最终在根部夹闭并离断肠系膜下动脉。

（2）第二步经腹膜后筋膜与结肠系膜筋膜之间的无血管平面，由内侧到外侧游离左结肠系膜，并保持腹膜后筋膜完整。解剖范围逐渐延伸至乙状结肠隐窝，再至 Toldt 线，充分游离结肠保证造口无张力。肥胖的患者在进行肠系膜根部游离时可能比较困难，这时使用由外侧到内侧的入路更容易些。

2. 直肠的游离

（1）直肠后方游离：在解剖直肠上段时，应注意保护腹下神经前筋膜（骶前 Waldeyer 筋膜的最内层），其覆盖了大部分的上腹下神经丛、左右腹下神经及大部分的盆腔内脏神经（图 13-3）。识别直肠后方的无血管平面，维持该解剖平面有利于从左至右游离直肠系膜。为提供最佳显露视野，可使用 CADIERE 镊（R1）在直肠的头侧和前方进行游离，使用有孔双极钳（R2）在直肠系膜解剖区域进行精细操作（通过 R4 操作）。

（2）直肠侧方游离：在完成直肠后方间隙游离后采用锐性解剖游离直肠侧方更加便利。此时，应当注意不要损伤盆丛神经（图 13-1A）。

（3）直肠前方游离：切开直肠阴道 / 直肠膀胱皱襞，露出邓氏筋膜，并向阴道 / 前列腺方向游离直肠。在此过程中应时刻保持解剖平面紧靠邓氏筋膜后侧（除非肿瘤侵犯），这是避免阴道后壁（静脉窦）或精囊的细小血管丛出血的关键，也有助于避免损伤阴道（前列腺）的血管神经束——这些血管神经束被邓氏筋膜下部与耻尾肌的交界处（直肠系膜室的前外侧部分）覆盖（图 13-1B）。R1 操作孔在膀胱、前列腺和阴道的处理上可提供固定视野和进行精细解剖，并确保在直视下游离直肠前方。R1 处机械臂对膀胱 / 前列腺 / 阴道的有力牵拉配合另一机械臂将直肠系膜向后轻推，能够加快直肠前部游离的手术进程。

（4）直肠远端游离和肛提肌离断：当游离至直肠系膜下 1/3 时，术者在这个困难且重要的解剖部位有两种处理方式可供选择。①按照传统方式从下方经肛门完成会阴部解剖；②腹腔内离断肛提肌以方便会阴部位手术的进行。

（5）传统会阴部手术：传统的会阴部手术需要充分显露术野。目前在大多数情况下，应该根据肛提肌完整切除（ELAPE 或 ELAPR）的原则进行手术，切除范围尽可能远离肿瘤和直肠肠管。患者可采取截石位或俯卧位。对于骨盆较宽、肿瘤分期较早、消瘦的患者可以采用截石位，而对于晚期巨大肿瘤（特别是前部肿瘤）和（或）肌肉较发达患者，俯卧位可以更好地显露手术区域。若将体位改为俯卧位可能会额外增加 30 ～ 60 分钟的手术时间。

尾骨切除术（包括骶骨远端切除术）常应用于 ELAPE 术中，它能扩大手术范围并

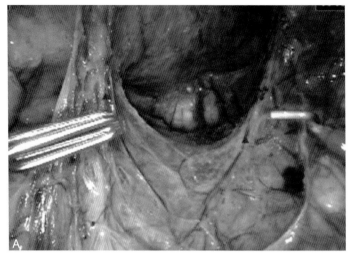

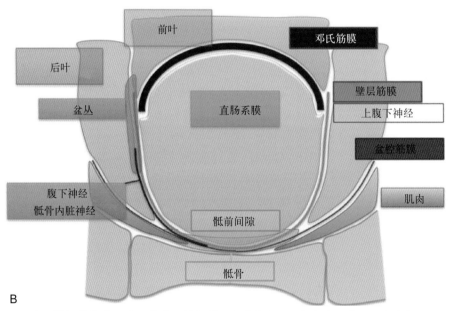

图 13-3　A. 腹下神经前筋膜覆盖了上腹下神经丛（绿色标记）、左右腹下神经（红色标记）及盆腔内脏神经（本图未显示）；B. 直肠系膜周围的神经和筋膜

充分暴露术野。有学者建议将肛提肌分离至接近骨盆处（耻骨或坐骨，坐骨结节），由于肛提肌起源于闭孔内肌（特别是其腱弓），而闭孔内肌在术中应当保留，所以该方法并不恰当。此外，肛提肌的外侧及底部在会阴部解剖过程中应保持完整（图 13-1B）。

　　盆丛位于肛提肌正上方，走行于分隔直肠系膜与盆腔侧室的壁筋膜中（图 13-1A 和 B，图 13-3B），此部分在解剖学上尤为重要，ELAPE（肛提肌外腹会阴联合切除术）术后经常出现的泌尿生殖系统功能障碍，很可能是因为在进行会阴部手术时没有注意到该神经而损伤了它或者它的传入、传出支（图 13-1B）。ELAPE 术式本质上是一种对会阴造成巨大损伤的术式，其优势在于能够提供良好的术野暴露且适用于需要扩大切除尾骨和肛提肌的患者，但也因此增加了会阴部缺损、术后组织缺损（需要移植皮瓣帮助愈合）、伤口愈合困难、术后慢性疼痛等情况的发生率，术者应充分考虑后再做决断。此外，该术式可能与术后会阴疝和泌尿生殖功能障碍等并发症相关。

（6）经腹肛提肌横断：机器人手术平台便于在骨盆深部等困难区域进行操作，为直肠手术提供了第二种肛提肌处理方式。2010 年，Marecik 等将经腹肛提肌横断术引入临床实践。该术式的优势包括：①在完全直观下进行手术全部操作；②简化会阴部分操作；③保证整个手术的微创入路，并尽可能保留所有正常组织。

微创（机器人）腹腔内肛提肌手术已进一步演变为更为精准的治疗方式——偏心性肿瘤适形切除，即不受肿瘤影响的一侧肛提肌不必进行广泛切除。在验证了其肿瘤学疗效后，专家认为这种肛提肌适形切除术可以用于临床。上述手术的目的在于充分利用机器人技术的微创优势改善患者预后。

（7）解剖重点：盆底解剖结构复杂（图 13-4），对患者解剖特点的了解及对 APR 手术细节的关注是手术成功的关键。在实施 APR 直肠远端游离过程中，关键的问题是何时终止腹部游离并开始会阴部分操作。

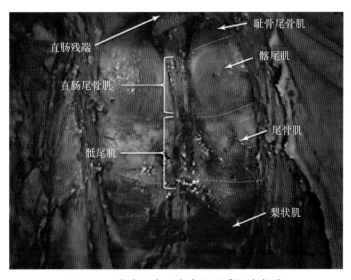

图 13-4　盆底肌肉（全直肠系膜切除术后）

对盆底的游离越充分，会阴部分解剖就越容易。由于肛提肌为漏斗状结构，如果打算先使用机器人技术进行 TME 而后在会阴部使用传统的 ELAPE 完成手术，机器人的解剖操作应达到骶尾部交界处，当从侧面游离直肠系膜（具有穹顶状结构的特征性髂尾肌）时（图 13-5），在此水平可见尾骨肌。

机器人经腹肛提肌横断术（RILT）首先要识别并显露髂尾肌，这部分在常规 ELAPE 手术中应被切除（图 13-6）。术中应从中线开始切开髂尾肌的后外侧，同时沿直肠系膜的轮廓横向延伸切口，直至切开直肠系膜前外侧的耻尾肌，显露坐骨直肠窝的脂肪组织（图 13-7）。

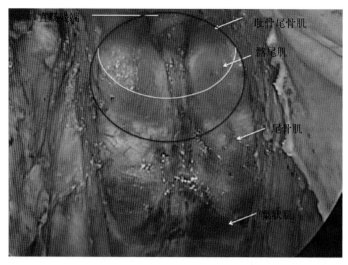

图 13-5　传统 ELAPE（红色）和机器人经腹肛提肌横断术（黄色）肛提肌群切除范围

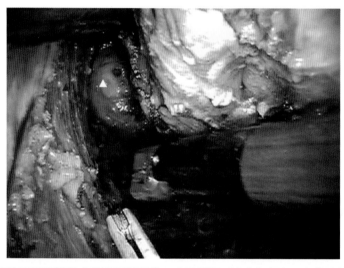

图 13-6　机器人经腹肛提肌横断术游离直肠系膜；左髂尾肌（白色标记）；左盆腔神经丛（红色标记）

　　对于操作不熟练的外科医生而言，建议离断后外侧肛提肌后结束腹部手术操作。为保证肛提肌中线和尾骨韧带完整性，可不必横断盆底中线。经会阴部切口准确切开肛提肌后，术者应能轻松识别并进入骨盆的解剖空间，用手指钩住韧带，方便会阴部游离。

　　第二个步骤是保留尾骨（除非受到肿瘤侵犯），进而保留（坐骨）尾骨肌肉，该部分在常规 ELAPE 术式中常被忽视（图 13-5）。笔者认为保留尾骨的 APR 患者术后会阴部缺损较小，不需要皮瓣重建即可愈合，不容易形成会阴疝。伤口直径减半意味着缺损面积为原来的 1/4。避免切除尾骨能减少骨和软骨的暴露，进而减少会阴伤口感染和骨髓炎的发生率。

　　第三个步骤是保留所有未被肿瘤侵犯的组织。对于骨盆狭窄、肿瘤靠近骨盆边缘者，为保证肿瘤完全切除应采取更为彻底的 ELAPE 术式。保守（选择性）入路仅适用于偏

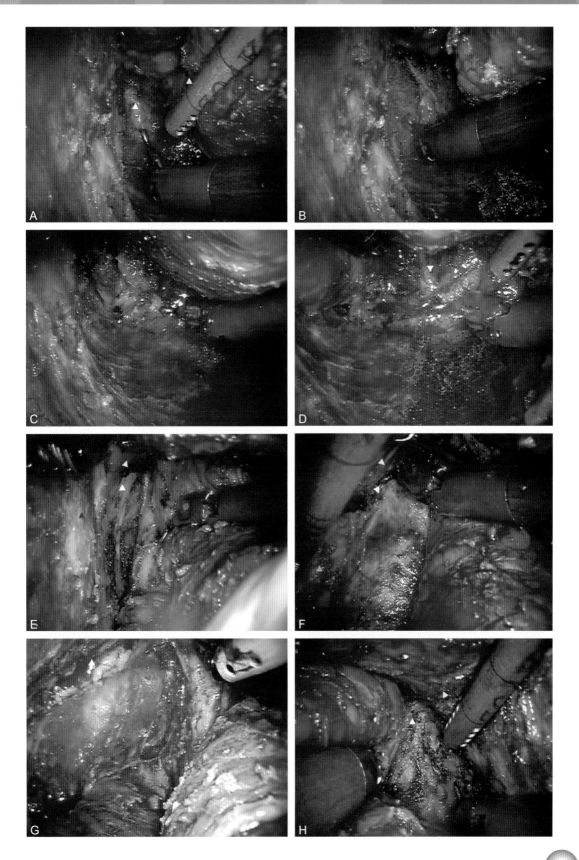

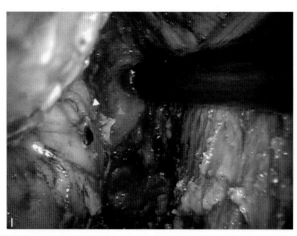

图 13-7　A. 从左后方游离直肠系膜（黄色标记），显露左侧盆丛（红色标记）、髂尾肌（白色标记）；B. 离断髂尾肌，显露左侧坐骨直肠窝（绿色标记）；C. 向中线处离断髂尾肌，显露坐骨直肠窝的脂肪组织（绿色标记）；D. 在尾骨下部水平，离断肛提肌（白色标记）；E. 在左侧盆丛（红色标记）和邓氏筋膜左侧边缘（绿色标记）的内侧前外侧，沿着邓氏筋膜（黄色标记），离断耻骨尾骨肌（白色标记）；F. 左机械臂牵拉直肠系膜（红色标记），沿邓氏筋膜（黄色标记）离断左侧耻骨尾骨肌（白色标记），在吸引器（绿色标记）旁边显露黄色的坐骨肛门脂肪；G. 沿邓氏筋膜底部，离断左侧耻骨尾骨肌，进入左侧坐骨直肠窝（绿色标记），显露左侧血管神经束（白色标记）；H. 沿着邓氏筋膜和右侧血管神经束（黄色标记）离断右侧耻骨尾骨肌（白色标记）；I. 在邓氏筋膜右边缘（隐藏在器械后面）和右侧盆丛（红色标记）间离断右侧髂尾肌（白色标记），显露坐骨直肠窝（绿色标记）

心性肿瘤，应由对肿瘤和人体解剖学有透彻了解并有腹内肛提肌横断术经验的外科医生实施（图 13-8）。重要的解剖学参考标志包括梨状肌压迹（S2 和 S4 节段之间的盆底变窄处）、S5 节段（包括尾骨）的前曲、（坐骨肌）尾骨肌的扁平部分和肌腱部分，以及穹顶状的髂尾肌。

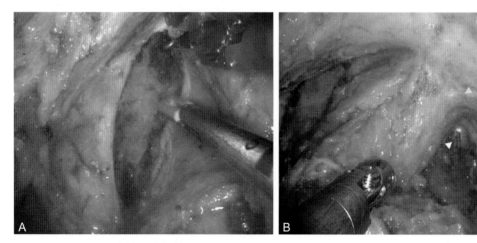

图 13-8　A. 左侧保守性（选择性）肛提肌离断术治疗右侧肿瘤；B. 右侧肿瘤区的广泛切除，右坐骨尾骨肌（白色标记）、右侧血管神经束（黄色标记）

RILT 的解剖位置往往过低，过度显露下段骶尾骨，易导致骶骨外侧动脉甚至骶前静脉破裂出血。

（8）技术重点：机器人手术器械设计符合骨盆底部的解剖结构，可避免器械碰撞。在大多数情况下，合理利用镜头、3 个机械臂和两个助手的辅助器械可以有效避免器械碰撞。术中操作要点之一是不要将左内侧孔放到结肠造口标记的位置，这样不符合人体工程学的仪器设置。在手术的最后阶段，如果决定不经 R4 操作孔使用吻合器，通常在结肠造口处放置一个 12mm Trocar，以供直线切割闭合器置入腹腔离断肠管。

当横断肛提肌位置过近时，可用双极钳控制骶外侧动脉的出血。若止血效果欠佳，可采用压迫止血的办法（2 ～ 5 分钟）。肛提肌横断术从直肠侧韧带的内侧和邓氏筋膜的外侧 - 前部切开，可以完全保留自主神经（盆丛和血管神经束），从而最大限度降低发生泌尿生殖功能障碍的风险。

若条件允许，在机器人操作部分完成后，可在胃网膜右动脉的基础上建立一个大网膜蒂皮瓣，以填充直肠切除术后留下的腔隙。

（三）结肠造口术

在左下腹或左上腹预先标记的造口部位，以最小的外翻度完成造口。

（四）会阴部游离

患者采取截石位或俯卧位。截石位准备时间短，且允许 2 个手术团队同时手术；俯卧位需要的准备时间长，总手术时间更长（增加 30 ～ 60 分钟）。俯卧位便于术者和助手进行解剖，术野也暴露得更为充分。笔者通常采用截石位，因为包括肛提肌在内的大多数直肠解剖是经腹进行的。尽管如此，当出于保护泌尿生殖功能的目的或需进行直肠前壁巨大肿瘤切除时，无论是否进行骶骨远端切除术，俯卧位手术入路都是首选。

选择截石位还是俯卧位在学术界存在很多争议。与截石位相比，俯卧位患者的穿孔率较低（6.4% vs 20.6%，P=0.027）。在多变量分析中，俯卧位是预防穿孔的独立保护因素（OR 0.12；95%CI 0.2 ～ 0.67）。然而，也有研究报道两个体位间的穿孔率或环周切缘受累程度没有差异。此外，笔者发现使用机器人进行经腹肛提肌横断术时，切缘阳性率显著下降，并且使会阴部的操作变得更加容易，且不需要将体位变换为俯卧位。笔者认为，外科医生需要同时掌握这两种手术方式。

当患者处于截石位时，会阴部分的手术需要首先环绕括约肌从尾骨尖端向会阴体做椭圆切口。尾骨尖端、会阴与腹腔解剖区贯通相连，作为下一步游离的安全标志。如果尾骨无肿瘤转移，则在尾骨尖端切开肛尾韧带。由于肛提肌已经被横断，剩下的就只有坐骨肛门窝脂肪组织。在前部解剖过程中，须注意不要损伤阴道或男性尿道膜部。采用间断缝线法将大网膜瓣固定，以填充直肠系膜间隙。用 2-0 可吸收线间断缝合会阴部切口，在此处放置盆腔引流管。

（五）缝合会阴部切口

机器人经腹肛提肌横断术后的会阴切口可以用大网膜蒂皮瓣做一期闭合。若坐骨直肠窝组织未受肿瘤累及，则大部分都可以保留。无法缝合的组织缺损往往需要用生物补片或皮瓣缝合，其中，臀部筋膜皮瓣是首选。在开放手术时也可选择腹直肌皮瓣。

五、特殊事项、困难和并发症

（一）泌尿生殖系统结构的保护

在直肠外科手术中需要了解和识别输尿管的走行。输尿管穿过髂总动脉分叉处，在腹膜外壁筋膜下方，沿髂内血管前方走行。在男性骨盆，它走行于邓氏筋膜前内侧，在输精管前面进入膀胱。在女性泌尿系统中，它通过主韧带，穿过子宫动脉下方进入膀胱。在常规机器人结肠手术中往往显露输尿管中段，除非由于肿瘤侵犯需要切除输尿管，在整个游离直肠期间应该将其保持在解剖平面的外侧。

直肠前方游离过程中的出血通常是由于解剖部位离精囊或阴道壁太近，这样可能会损伤副交感神经纤维。若在该区域过度电凝止血则可能会导致勃起功能障碍。

（二）周围神经损伤

由局部压迫导致的术后周围神经损伤是结直肠手术的罕见并发症。特别是对于肥胖患者，微创手术可能是术后神经病变的独立危险因素。外科医生应该注意到这种潜在并发症，并降低其发生的概率。降低该并发症发生风险的常规策略包括使用带有充足衬垫的特殊手术台、避免手术台过度倾斜、在长时间手术中调整患者的位置等。同时应该告知患者，即便使用了所有预防策略，仍有发生神经损伤的可能性，但大多数情况下周围神经病变具有自限性。

（三）大网膜瓣梗死

提倡外科医生常规使用大网膜瓣来填充 TME 术后产生的 "骶前间隙"，即修复 APR 术后会阴伤口。其目的是降低切口裂开、切口感染、会阴部疝和盆腔感染的发生率。如果处理得当，网膜成形术是一种并发症最少的手术。为避免大网膜瓣梗死，需要将左侧大网膜从脾脏和横结肠附着处游离，结扎胃网膜左血管和胃短血管，以胃网膜右动脉为供血基础，形成血供良好的大网膜瓣，并将其旋转到骨盆；也可以胃网膜左动脉为供血血管，旋转右侧大网膜。

（四）会阴疝

有临床症状的会阴疝在 APR 术后发生率不到 1%，在盆腔手术术后的发生率为 3%，而无症状的会阴疝更为常见。有症状的会阴疝虽然很少见，但会导致严重的术后并发症。发生会阴疝的主要危险因素包括骨盆放射治疗、无法缝合的会阴缺损和肛提肌切除。随着 ELAPE 临床应用增多，上述情况也随之增多。为了在根治性的同时尽量保留会阴部软组织，笔者提议对于偏心性肿瘤只切除病变一侧的肛提肌，保留健康侧肛提肌，这样并不影响术后长期生存结果。

（五）尾骨切除术

当通过会阴部切开肛提肌时，有时需要切除尾骨以便暴露术野，Holm 教授经常将其作为 ELAPE 的必要步骤。然而笔者发现，使用机器人技术时不必切除尾骨。事实上，保留尾骨可以保留更多盆底肌肉，会阴伤口更易愈合，并能减少会阴部伤口疼痛和由关节脱位所致骨髓炎的发生率。

（六）机械臂碰撞

由于骨盆的解剖具有挑战性，尤其是对于狭窄的男性骨盆底部，确保机械臂的适当间距可以避免机械臂、骨盆边缘和周围重要结构之间的碰撞，这点对于机器人手术至关重要。没有任何说明书可以准确地描述出所有患者的身体差异，这需要术者的不断尝试。要注意操作部位周围的重要组织器官，并不断调整显露术野，必要时移动或添加额外的 Trocar。

六、肛提肌入路、复发与总体生存率

在 APR 手术过程中，特别是锐性游离直肠系膜时关注手术细节，可有效降低肿瘤局部复发率。与中上段直肠相比，低位直肠系膜较薄，肛提肌圆锥形解剖结构使深部骨盆操作视野差，因此，距肛缘 5cm 以内肿瘤 CRM 阳性率和局部复发率高，总体生存率较低。外侧入路 APR 术式可降低 CRM 阳性率（4% ～ 14%）、穿孔率（0%）和局部复发率（1.7% ～ 10%），并能提高总体生存率（60% ～ 80%）。采用机器人技术的目的是减少手术创伤，降低术后并发症发生率和局部复发率。

第 14 章

机器人腹直肌瓣移植重建骨盆缺损

Shawna R. Kleban，Joshua J. Goldman，Richard C. Baynosa

一、简介

本章主要探讨机器人技术在腹直肌瓣移植重建骨盆缺损中的可行性。机器人手术的出现给整形外科医生带来了新的挑战，即需要在完成重建方案的同时尽量缩小腹部切口和减少切口相关并发症发病率。

二、背景

微创手术在外科具有重要的地位。机器人手术系统为骨盆深部等难以显露部位的手术提供了良好的视野和操作性，已经被应用于普通外科、泌尿外科、妇科、耳鼻喉科等领域。

微创外科技术可以缩短切口长度和减少并发症。但由于需要重建的部位往往缺损较大，且位置表浅，所以机器人手术尚未在整形外科广泛应用。机器人手术具有诸多优势：机器人震颤过滤功能和动作缩减功能提高了手术精度；清晰的、放大的、高分辨率的三维立体视图为手术区域提供了更好的视野，如在骨盆深部手术操作困难部位，机器人工作臂可以为术者进一步提供更佳的显露效果。机器人的工作臂灵巧、腕关节 7 个自由度旋转、摄像头主观操控等优点，使得其能够在开腹或者腔镜手术难以进行的狭窄空间进行操作。机器人腹直肌肌皮瓣修补可用于结直肠外科和妇科手术后的盆腔重建，并能够充分发挥机器人的优越功能。

三、盆腔重建的原理

肿瘤切除术后如果出现较大的骨盆缺损，往往需要进行盆腔重建，主要目的是消除骨盆术区的无效腔，避免积液，从而避免发生感染、盆腔脓肿和伤口裂开。接受一期缝合且进行骨盆放射治疗的盆腔手术患者，其切口相关并发症发生率高达 25% ～ 60%。鉴于切口相关并发症发生率较高，肌皮瓣和肌瓣移植可作为一期缝合的替代方法，通过肌皮瓣移植消除盆腔无效腔，将带血管蒂的健康组织移植至放射治疗靶区可以促进伤口愈合。目前，研究表明将带血管蒂的健康组织移植至骨盆放射治疗靶区具有一定优势。

值得注意的是，将带血管蒂的健康组织移植至伤口后，腹会阴联合直肠癌切除术后骨盆缺损患者放疗相关并发症发生率显著降低。当利用肌瓣重建这些缺损后，切口裂开、盆腔脓肿、瘘管形成等发生率明显降低。股薄肌肌皮瓣最早被用于会阴部缺损的重建，后来逐渐被腹直肌肌皮瓣（vertical rectus abdominis myocutaneous flap，VRAM）替代。腹直肌肌皮瓣具有体积大、皮岛可靠、不需额外切口等优势。目前研究已经证实与股薄肌肌皮瓣移植术相比，腹直肌肌皮瓣移植手术在供体部位和受体部位的蜂窝织炎、盆腔脓肿和切口裂开等主要并发症的发生率上均较低。

腹直肌瓣是各种重建术常用的肌瓣。使用腹直肌瓣对骨盆重建具有皮瓣体积大、肌瓣血供丰富等优势，几乎适用于所有盆腔缺损的带蒂重建。传统腹直肌瓣移植需要作腹部正中或旁正中切口，会破坏腹直肌鞘前层。腹直肌鞘前层是腹壁的组成部分，对加强腹壁强度有重要作用，破坏腹直肌鞘前层可导致腹部膨隆和切口疝等并发症的出现。

随着机器人盆腔肿瘤切除手术的日益普及，应找到一种微创方法来进行骨盆和会阴重建是整形外科医生急需解决的问题。为此，学者们开发了一种机器人腹直肌瓣获取技术。这项技术于 2010 年首次报道，随后的一些研究肯定了这项技术在一些重建手术中的安全性和可行性。在笔者的临床实践中，已经将这种技术应用于腹会阴联合直肠癌切除术和直肠阴道瘘修补术之中。

与传统的开放手术相比，机器人获取腹直肌瓣的最大优势就是手术切口小：切口愈合问题发生率低并且更加美观。腹腔内入路可以保护腹直肌鞘前层进而维持腹壁的完整性。此外，与较厚的腹直肌鞘前层相比，通过腹直肌鞘后层更容易观察腹直肌的整体长度。最重要的是，通过位于腹壁肌肉深面的腹膜更容易暴露腹壁下动脉穿支，从而避免损伤腹壁下动脉（图 14-1）。

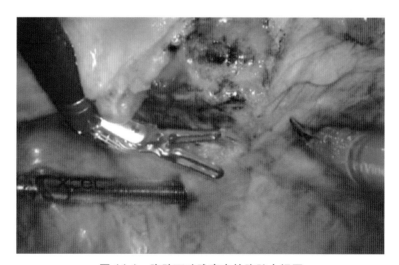

图 14-1　腹壁下动脉穿支的腹腔内视图
腹壁下动脉穿支的左侧为切开的腹膜，通过完整的腹膜和腹直肌鞘后层可以看到腹壁下动脉穿支向右延伸

四、适用人群

任何新技术的应用在初期都要制定严格的纳入标准和排除标准。随着外科医生操作技术的成熟，利用机器人进行腹直肌瓣获取术时间通常可以控制在 1 小时以内。虽然远期效果仍有待进一步评估，但患者术后疼痛反应轻、麻醉药物用量减少、住院时间缩短、整体并发症减少等说明机器人手术是安全可行的。因此，接受机器人腹会阴联合切除术的患者可考虑行机器人腹直肌瓣移植重建骨盆缺损。

机器人腹直肌瓣移植也可以用于重建阴道后部缺损。腹膜和腹直肌鞘后层可以作为阴道黏膜的理想替代品。研究表明腹膜和腹直肌鞘后层很容易黏膜化，是阴道后部重建的良好选择。

由于机器人腹腔内腹直肌瓣移植术未能获得皮岛，有显著软组织缺损而需要使用大面积皮岛重建的患者并不适合这种技术，这种类型患者更适合使用 VRAM 或股薄肌肌皮瓣进行重建。其他的排除标准包括肥胖和内脏脂肪比例高的患者，笔者的经验表明，这些患者由于腹直肌鞘后层缺失，腹部膨隆的发生率明显增加。对于这些患者，笔者建议修复腹直肌鞘后层，同时使用生物网片加固，以防止术后腹部膨隆。

五、体位

患者取仰卧位或截石位。手臂需要放置在手臂板上并被绑定，以提供更多的操作空间。

六、Trocar 位置

正确的 Trocar 放置对于显露要获取的肌瓣和保持工作臂的自由度非常重要。Trocar 应该摆放在要获取的腹直肌瓣对侧。对于机器人腹会阴联合切除术后重建患者，因为末端结肠造口常位于左下腹，所以可以取右侧腹直肌瓣。尽管早期使用 12mm Trocar 孔作为镜头孔，但机器人获取腹直肌瓣可以通过 3 个 8mm 的 Trocar 来完成。摄像头 Trocar（图 14-2A，R2）可以摆放在脐部水平向右 2 横指处或对侧腋前线后 2～3cm 与脐水平线的交点（即肋缘和髂前上棘的中点）。两个操作端口与中央端口保持在一条线上，其中一个位于肋缘下方 2cm，另外一个位于髂前上棘上方 2cm 处（图 14-2）。当机器人腹直肌瓣移植被用于机器人腹会阴联合直肠癌根治术后重建时，两者可以共用一个 Trocar。重建会阴缺损时，可以使用 AirSeal 无套管充气循环系统维持合适的气腹压。但如果获取的肌瓣是为了腹部以外部位的重建，可以使用标准的气腹针技术。

当 Trocar 放置完毕后，手术台应该处于头低足高位，计划获取肌瓣侧抬高。这种体位可以使得腹腔内容物远离手术部位。然后机器人以标准流程对接，确保工作臂的活动不会干扰到镜头臂。

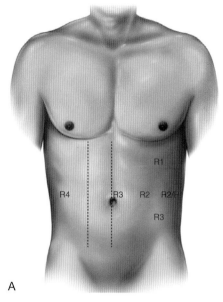

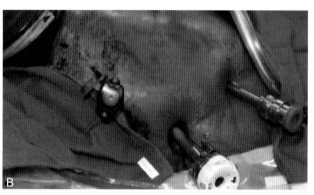

图 14-2 A. 黑色虚线，左侧腹直肌；R1 ~ 3 红色，右侧腹直肌获取的机器人操作端口；R1 ~ 4 蓝色：腹会阴联合切除术的机器人操作端口，R2 在结肠造口术部位。B. 在早期的一个达芬奇机器人手术病例中，对侧腹部操作端口的标准摆放位置，其中有一个 12mm 的照相机端口。目前 3 个 8mm 的操作孔就可完成手术

七、手术步骤

见表 14-1。

表 14-1 机器人腹直肌瓣移植重建骨盆缺损手术步骤及难度分级

手术步骤	技术难度（1 ~ 10 级）
1. 识别和保护腹壁下动脉穿支	3
2. 游离腹直肌鞘后层	3
3. 游离腹直肌和放置补片	4
4. 植入腹直肌瓣	2

（一）识别和保护腹壁下动脉穿支

通过主操作孔使用机器人专用电剪和辅助工作臂的无创单孔心包抓钳或有创单孔组织抓钳获取腹直肌瓣。将 30° 镜头置于中央端口，扩展后腹壁的视野。在游离腹直肌瓣前，通过同侧下象限的腹膜识别腹壁下动脉穿支。在这个水平从侧缘横向切开腹膜。如果担心血管蒂张力过高、弯曲或扭转，可以从髂外血管处开始游离血管蒂。

（二）游离腹直肌鞘后层

当游离完血管蒂后，开始游离腹直肌鞘后层。在腹壁下动脉穿支水平，在腹膜上做一横向切口，由外向内游离腹直肌。这步操作可有助于识别腹直肌的外侧和内侧边界，同时可以让腹直肌反折至盆腔。在腹直肌内侧缘做一个垂直切口并延伸至肋缘以游离内

侧缘。此时可通过一名助手在外部触诊来识别肋缘，否则很难区分。由于摄像头和工作臂的角度问题，这是游离组织过程中最难的一部分。解剖到这个水平可保证肌瓣能转移至会阴部，因此这一步骤十分重要。

接下来在腹直肌下部的腹横筋膜切口处进行解剖。这个切口在腹直肌的内侧缘至外侧缘，至少 1cm 宽，从而避免损伤腹横肌和腹斜肌。该处以相同方式继续向上游离。注意识别并处理从侧面进入腹直肌的肋间神经及血管（图 14-3）。

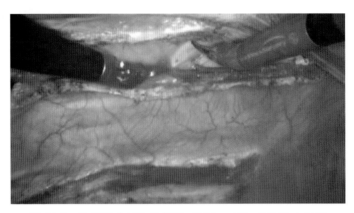

图 14-3　腹直肌内侧和外侧缘（图上、下）的腹腔内视图

（三）游离腹直肌和放置补片

腹直肌内外侧缘的游离均到达肋缘后，可以横向分离腹膜、腹直肌后筋膜和腹直肌，（图 14-4）。识别上腹部血管，确切止血。由远至近地将腹直肌从腹直肌鞘前层中分离出来。使用电钩或者 Weck Hem-o-lok 夹来处理穿支动脉，避免损伤腹直肌及腹直肌鞘前层。腹直肌鞘前层的损伤会导致腹壁力量减弱，导致腹部膨隆和疝的发生率增高。游离腹直肌鞘前层至腹壁下动脉穿支水平，避免血管蒂张力过高。本技术获取了腹直肌鞘后层和腹膜，缝合筋膜固定腹直肌瓣。若没有筋膜，直接缝合肌肉通常会导致肌肉撕裂。此外，腹直肌鞘后层上的腹膜是修复阴道后壁缺损的理想选择，它能迅速黏膜化。当同时获取腹直肌和腹直肌鞘后层后，建议用生物或合成补片加强腹壁力量，以降低腹部膨隆和疝的发生率（图 14-5）。

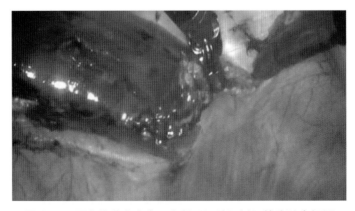

图 14-4　用电钩游离腹直肌上段（远端肌瓣）的腹腔内视图

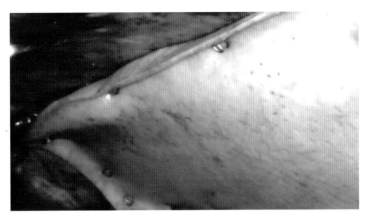

图 14-5 用生物补片闭合腹直肌鞘后层的腹腔内视图

（四）植入腹直肌瓣

在完成肌瓣获取和关闭后腹壁后，将腹直肌瓣植入骨盆缺损或会阴缺损处。在腹会阴联合直肠癌根治术后重建的患者中，腹直肌瓣固定在会阴缺损处（图 14-6）。应确保肌瓣及血管蒂摆放在正确的位置，避免血管蒂扭转或张力过高。然后固定肌瓣，闭合会阴部切口。在瘘管修复的病例中，将机器人放置在标准的盆腔位置，肌瓣可以插入修复区域。腹会阴联合切除术重建后，可以通过臀部在肌瓣附近放置一个引流管。如果肌瓣是用于加固修复瘘管，则不需要放置引流管。

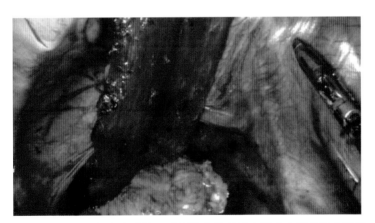

图 14-6 腹直肌带着支撑的网膜瓣转移并通过直肠穹隆的腹腔内视图

八、术后护理

腹会阴联合切除术后重建的患者，4 周内避免挤压会阴切口。鼓励患者行走，允许仰卧。如果肌瓣是植入骨盆深处时，则没有限制。

九、特殊事项和并发症

这个手术初学难度较大,熟练掌握本技术后,肌瓣获取术可以在1小时之内完成。此外,最新的研究也证实了这种技术的安全性和可行性。

与其他获取肌瓣的方式类似,机器人腹直肌瓣获取的主要并发症包括供体部位的出血、疝、腹部膨隆。笔者的经验表明,如果没有修复腹直肌鞘后层,供体部位膨隆发生率增高,以前认为单靠腹直肌鞘前层就可以保持腹壁完整的这一观点是不对的。肥胖、内脏脂肪比例高的患者,术后腹部膨隆的发生率增高。腹腔内容物可对腹直肌鞘前层产生较大的张力,因此建议使用生物网加固和(或)修复腹直肌鞘后层。

十、总结

机器人腹直肌瓣移植术是一种获取带血管蒂肌瓣的新型微创手术方法。其他外科领域机器人使用率越来越高,整形外科医生也必须进行创新,跟上时代发展的步伐。微创肿瘤切除术的并发症发生率逐渐降低,而开放性骨盆重建术的并发症居高不下,为此必须寻求新的手术方式。随着机器人手术技术的发展,采用机器人进行骨盆重建十分有必要。本章介绍了机器人获取腹直肌瓣行骨盆重建的微创手术。机器人手术改善了微创肿瘤切除、盆腔廓清、瘘管修复患者的预后,极大地降低了相关并发症发生率。

第 15 章

经肛门微创手术发展的历史与展望

Elliot G. Arsoniadis，Dana Sands

一、奠基：经肛门内镜微创外科

1985 年 Buess 首次实施经肛门微创手术，随后 Buess 及其团队发表了一篇具有里程碑意义的论文，分享了 12 例使用硬性直肠内镜切除直肠肿瘤的手术。术中除了硬性直肠内镜以外，术者还使用了 1 个充气套管、1 个硬斜角立体光学系统及 1 个可以同时放置 4 个手术器械的套管。作者利用该操作平台成功切除了 10 例腺瘤和 2 例腺癌，替代了创伤更大的开腹手术。这篇里程碑式的论文描述了外科学史上第一次用微创手术器械通过自然孔道进行直肠肿瘤的局部切除术，是公认的经肛门内镜微创手术（transanal endoscopic microsurgery，TEM）技术的首次报道。

在随后的几十年中，TEM 技术在其他外科领域中得到了持续发展，但在结直肠外科界却没有获得广泛的推广应用。主要原因包括结直肠外科医生缺乏正规的 TEM 技术培训，并且 TEM 技术设备成本较高。十几年前一项来自英国的成本分析研究表明，一台 TEM 设备投资约为 40 000 英镑，需要进行 12 次 TEM 手术后才可以收回成本。但在考虑到治疗费用后，住院的患者会更倾向于选择传统的开腹手术，因此高昂的费用一直是阻碍 TEM 技术广泛推广的主要原因。

二、经肛门微创手术

2010 年 Atallah 及其团队首次向世界介绍了经肛门微创手术（transanal minimally invasive surgery，TAMIS）。当人们正在为 TEM 平台无法广泛推广感到遗憾时，该团队为结直肠外科医生提供了一种相对成本比较低的操作平台。这个平台使用了外科医生熟悉的操作设备，且不需要复杂的技术培训。经腹单孔腹腔镜结直肠切除术在此之前已用于临床，SILS Port（Covidien，USA）是一种单孔腹腔镜微创手术系统，Atallah 等通过将 SILS Port 放置于肛门完成了 6 例经肛门直肠肿瘤切除术并进行了文献报道。与既往使用硬性直肠内镜和 TEM 平台器械不同，这是外科医生首次使用腹腔镜设备进行经肛门直肠肿瘤切除术。Atallah 认为该项技术是成功的，在其报道的 6 例手术中仅有一例病理切缘阳性，其余均为切缘阴性。相比于 TEM 技术平均 120 ～ 140 分钟的手术时间，SILS Port 经肛门直肠肿瘤切除术的平均手术时间仅为 86 分钟。另外，SILS Port 技术对肛门括约肌不造成损伤，而这也是 TEM 技术的一个弊端。

在 TAMIS 技术问世后的 4 年里，全世界共有 33 篇文献和 3 篇摘要对 390 例接受 TAMIS 的病例进行了详细的报道。TAMIS 技术应用主要集中在美国及西欧国家，在澳大利亚、日本及巴西也有相关技术报道。Martin-Perez 等对来自全世界的 TAMIS 数据进行了统计，发现目前大多数的（50% 以上）的 TAMIS 技术应用于早期的直肠腺癌（Tis 或 T1），其余部分（约 39%）的 TAMIS 被用于直肠良性肿瘤，该系统综述中两个样本量最大的研究分别包含了 62 例和 50 例患者。在这些患者中大约有 4.36% 的患者切缘呈阳性，2.36% 的患者中转为其他方式手术（开腹、经肛门或腹腔镜），这些数据表明 TAMIS 具有非常高的手术质量。平均手术时间约 76 分钟，其中约超过 2/3 的病例应用了 SILS Port。除此之外，其他术者选择了其他 8 种不同的设备平台。其中 GelPOINT（Applied Medical，Rancho Santa Margarita，CA，USA）是专为 TAMIS 设计研发的经肛门入路的操作平台。在这期间 SILS Port 和 GelPOINT 平台都获得了美国 FDA 认证。在 2014 年 Bislenghi 及其团队发表论文，分享了使用 AirSeal 气泵系统为手术提供稳定气腹的经验，这项技术让 TAMIS 技术获得了进一步的发展。AirSeal 通过专用的 Port 提供持续的 CO_2 气流、压力监测及排烟功能。这为手术提供了一个更稳定的操作空间。

TAMIS 技术成本较低，仅需要成熟的腔镜技术，并解决了术野不稳定的问题，这使 TAMIS 技术取得了巨大的发展。同时该项技术学习曲线较短，更具有推广性。经文献报道结直肠外科医生一般通过 14 ～ 24 例的手术经验就可以掌握 TAMIS 技术。

2013 年 Bardakcioglu 等利用达芬奇操作平台的机械臂实施了第一台机器人 TAMIS，这促进了 2018 年达芬奇 SP 系统的诞生。Intuitive Surgical 公司研发的达芬奇 SP 系统是一个使用 2.5cm 单孔入路的手术设备，它配备有 1 个摄像头及 3 个机械臂。到本文截稿时，达芬奇 SP 已经在泌尿外科领域获得了美国 FDA 认证，下一步计划在经肛门手术领域取得应用批准。

三、经肛门全直肠系膜切除术

尽管 TAMIS 技术在直肠良性肿瘤的局部切除中获得了较好的应用，但 TAMIS 最有意义的进展是成功应用于全直肠系膜切除术（total mesorectal excision，TME）。经肛门全直肠系膜切除术（TaTME）是基于 TEM 和 TAMIS 的手术经验并结合 TME 手术原则而发展起来的。最近的一个社论这样评价该项技术："（TaTME）将近 30 年直肠癌手术技术中最重要的进展融合到了一个手术之中。"

经肛门入路实施直肠切除并不是一个新的理念。在 20 世纪 80 年代 Marks 等就报道并实施了经肛门 - 经腹（transanal-transabdominal，TATA）入路来完成 TME。TATA 在肛门处放置特制的牵引器以扩张肛门，提供手术操作空间，但许多外科医生发现实施手术过程中手术视野很差，无法完成经肛门部分的手术。2007 年 Whiteford 和 Swanström 报道了一例在尸体上使用完全经肛门的结直肠切除微创手术。这一阶段是经自然腔道手术（natural orifice transluminal surgery，NOTES）理念发展迅速的时期，NOTES 是指通过在人体自然腔道（口腔、直肠或阴道）内放置内镜，然后在内镜下行胃壁、直肠壁、阴道壁的切开术以进入腹腔。Whiteford 和 Swanström 使用 TEM 平台通过直肠入路在切开直肠壁后进入腹腔，实施乙状结肠切除、淋巴结清扫及肠管一期吻合术。

据文献报道，2010 年西班牙巴塞罗那医院的 Sylla 和 Lacey 实施了第一例人体 TaTME。术者使用 Karl Storz TEO 直肠镜经肛门进入骶前平面，然后继续向内侧、外侧和下方进行直肠的游离。经腹入路的部分使用了具有一个 5mm Port 和两个 2.5mm Port 的腹腔镜系统。经肛门入路完成了肠系膜下血管结扎等大部分操作，腹腔镜主要是用来提供术野和牵拉暴露。在经肛门取出标本后，进行了结肠肛管的手工吻合。整体手术时间为 4.5 小时，完整切除了直肠系膜并清扫出了 23 个淋巴结，标本的近、远端切缘均为阴性。

Sylla 和 Lacey 随后发表了一篇关于 20 例使用腹腔镜辅助经肛门自然腔道内镜手术的单臂研究报告。20 例病例平均清扫 15 个淋巴结且均系膜完整，远端切缘和环周切缘均为阴性，且 Clavien-Dindo Ⅰ、Ⅱ级并发症发生率较低。值得注意的是在这项研究中作者使用了 GelPOINT 装置（Applied Medical，USA），替代了第一例手术中使用的 TEO 硬性直肠内镜。并且在增加了腹部入路后，结肠游离、脾曲游离及肠系膜下血管的结扎均得以通过腹腔镜完成。这与第一例手术中腹腔镜仅用于提供术野和牵拉操作形成了鲜明对比。

在首次报道 TaTME 后的几年中，人们对该项技术的关注度持续上升。在 2015 年的一篇综述中，Araujo 等统计了文献报道的 150 例 TaTME。这些报道中大部分是病例报告。大部分病种为直肠腺癌，也包括了少部分良性肿瘤。几乎所有病例都应用了经腹部入路，包括单孔腹腔镜、标准腹腔镜或机器人系统。在经肛门入路部分有 111 例使用了 TAMIS 平台，37 例使用了 TEM 平台，2 例使用了软性内镜。

其中，规模最大的一项是 Rouanet 等纳入了 30 例 TaTME 病例的研究，包括一例骨盆狭窄的患者（坐骨结节间距小于 10cm，坐骨棘间距小于 12cm），其肿瘤分化不良，并且术前 MRI 提示环周切缘阳性可能。而 Sylla 和 Lacey 在前期的研究中认为 T4 期肿瘤是 TaTME 手术的禁忌证，在手术适应症的把握上，各项研究结果不尽相同。

2014 年 Velthuis 发表了关于 TaTME 与腹腔镜直肠 TME 的对比研究。结果显示两者在环周切缘和远端切缘阳性率上差异无统计学意义，但在直肠系膜切除完整性上差异存在统计学意义。TME 组中只有 72% 标本达到完整系膜切除标准，而 TaTME 组中 96% 标本达到完整系膜切除标准（$P < 0.05$）。在腹腔镜直肠 TME 手术组中，肥胖患者、男性骨盆狭窄、低位肿瘤或局部进展期肿瘤等情况会增加完整系膜切除的难度。随着 TaTME 经验的积累，术者发现在上述困难条件下选择 TaTME 更有利于完整系膜切除，包括肥胖的男性患者及低位肿瘤等这些不利因素已经成了 TaTME 的手术适应证。

正规的技术培训项目的建立推动了 TaTME 的发展。这些项目包括基础理论学习及在尸体上的操作训练。在培训项目结束后，项目负责人继续为参加培训的外科医师提供指导。此外研究者还呼吁美国结直肠外科医师协会制定官方指南来规范 TaTME 的应用。

四、未来展望

TaTME 发展至今，不断有研究优化其技术，提高其安全性和有效性。2014 年 Verheijen 等第一次实施了机器人辅助 TaTME。同年 Atallah 及其团队实施了一系列机器人辅助 TaTME，并将该术式命名为 "RATS-TME"。常规腹腔镜经肛门入路使用单孔 Port 手术时，其操作空间较为局限，而机器人辅助 TaTME 技术具有操作灵活的优势。

立体定向导航（stereotactic navigation）技术也被应用于 TaTME 技术当中。Atallah 团队报告了第 1 例使用立体定向导航的直肠腺癌 TME 手术，精度为 ±4mm。根据媒体报道，2018 年 Atallah 团队宣布他们成功实施了第一例使用立体定向导航机器人的 TaTME，同时 Bardakcioglu 等报道了 1 例在经肛门入路中使用 Flex（Medrobotics，Raynham，MA）双机器人的 TaTME 成功案例。

对于 TaTME 未来发展最具有意义的是开展一项随机临床试验，将 TaTME 与传统的腹部入路的 TME 进行对比研究。2015 年 COLOR Ⅲ 临床试验被注册并开始招募患者，这项国际性的随机临床试验的目的是比较 TaTME 和腹腔镜 TME 对中低位直肠肿瘤切除的临床效果。该研究计划 4 年内入组 1098 例患者。主要观察指标为环周切缘阳性率，次要观察指标包括无病生存期、总生存期、肿瘤复发率、切除标本的系膜完整性、发病率 / 死亡率、保留括约肌手术的百分比及生活质量。这是第一个将 TaTME 与经腹 TME 优劣进行比较的随机临床试验，其初步结果令人期待。

五、总结

TaTME 包含了 Heald 的 TME 理念和 Marks 的 TATA 理念，同时结合微创外科中 Buess 的 TEM 技术和后来产生的 TAMIS 技术，并吸取了之前腹腔镜手术技术的众多优势。TaTME 将越来越广泛地在结直肠外科领域获得认可和推广。人们预测 TaTME 将成为结直肠外科医生规范化培训的一部分，其重要性可与回肠储袋 - 肛管吻合术相媲美。COLOR Ⅲ 研究及其他 TaTME 与经腹 TME 的对比研究受到了高度的关注，这些研究结果都将成为经肛门微创手术技术发展史中的重要一环。与外科手术历史上的任何新术式一样，也有反对 TaTME 的声音，然而无论是支持者或反对者都必须承认以 TaTME 为代表的经肛门微创外科手术技术是一种能够高质量切除盆腔内肿瘤的全新方法。其既遵循了微创外科手术理念中减少手术创伤的原则，又优化了手术术野，从而提高了手术的安全性和有效性。

第 16 章

机器人经肛门微创手术

Shanglei Liu，Samuel Eisenstein

一、简介

在本章中，将讨论机器人经肛门微创手术（robotic transanal minimally invasive surgery，R-TAMIS）切除直肠病变的技术。这个术式是由其他经自然腔道手术演变而来的新术式，包括经肛门内镜微创手术（TEM）和经肛门微创手术（TAMIS）。R-TAMIS被认为是一种能够经自然腔道完整切除肛肠疾病的手术方式。对较小的低度恶性病灶，该术式是较好的选择。机器人手术平台非常适合在肛门和直肠这种有限空间进行操作。许多研究人员将 R-TAMIS 的应用范围进行了扩展（如经肛门全直肠系膜切除术）。但有些术式仍然处于研究之中，本章将仅讨论简单的切除和缝合技术。

二、背景

在 20 世纪 80 年代初期，Buess 等首次报道应用 TEM 技术经肛门切除直肠息肉和早期直肠癌。这种技术可以保证切缘阴性并实现病灶的全层切除，适用于距肛门边缘 5 ~ 20cm 的病变。

在长期随访结果中，TEM 预后良好，复发率和死亡率较低。然而，在临床中 TEM 的应用受到限制。最主要的原因首先是该术式的学习曲线长、技术难度高。TEM 术式培训通常只能在全国为数不多的中心开展。其次，该术式需要的专用器械并未广泛应用。最后，TEM 术式并不适合靠近肛门边缘的病变。

为解决这些问题，2009 年 TAMIS 问世。这一术式使用经肛门置入的传统腹腔镜器械进行病灶的局部切除。早期研究表明与 TEM 相比，TAMIS 能够达到高质量的病灶局部切除。TAMIS 还有一个优势就是可以使用现有的传统腹腔镜器械。然而，在 TAMIS 中使用的传统腹腔镜器械与 TEM 器械相比并非没有缺点。TEM 器械的斜面设计可以通过旋转在直肠等狭小空间内灵活使用。而腹腔镜器械受限于其设计，特别是在狭小空间进行操作或通过单孔通道进行操作时，无法灵活使用成为其一大缺点。直肠内操作空间小，器械操作幅度小的缺点在 TAMIS 操作中被放大。

2010 年，达芬奇机器人手术系统（Intuitive Surgical，Inc.，Sunnyvale，CA）应用于 TAMIS 的可行性引起了许多研究者的关注。在此之前，机器人手术已被广泛应用于各种狭小空间的手术，如在纵隔内和骨盆内操作的手术。临床研究人员初步验证了在尸体标本上应用 R-TAMIS 的可行性。随后，一些病例报告和小型系列研究的早期结果为 R-TAMIS 技术提供了有力的支持。

R-TAMIS 仍然是一种仅在专科中心实施的新术式。因此，该术式的操作适应证和禁忌证并没有明确的标准。伴随着该技术的产生，2014 年达芬奇机器人制造商推出了最新款机器人，即达芬奇 Xi™。该系统在增加器械连接便利性的同时减少了外部机械臂碰撞概率，很好地集成了既往的机器人技术优势。下面描述的通用技术是使用 Xi™系统完成的，但也应该适用于以前的机器人平台。

三、术前准备

良性或低度恶性的肛门直肠病变患者适用 R-TAMIS。R-TAMIS 与 TEM 的适应证类似，包括内镜下未完全切除或内镜下无法切除的息肉、早期直肠肿瘤（uTis 或 uT1N0M0）并具有低风险组织学特点（无淋巴血管侵犯，中度分化或良好分化）、肿块直径＜2cm 的类癌或其他神经内分泌肿瘤、需行姑息性减瘤术的局部晚期肿瘤和高位直肠阴道瘘修复的患者。机器人手术是一种相对较新的经肛门手术方式，随着研究的深入其适应证亦将逐渐扩展。

在解剖学上，R-TAMIS 的局限性与 TEM 相似。R-TAMIS 的适应证及优势是目前研究的热点。根据笔者的经验，R-TAMIS 应该能够在如下标准内进行安全切除：①病灶距齿状线近端 2 ～ 20cm；②病灶最大直径小于 5.5cm；③病灶环周生长≤ 50%。

R-TAMIS 的绝对禁忌主要是需要广泛切除直肠周围脂肪和淋巴组织的病灶。在目前的术式中，R-TAMIS 不能代替直肠周围淋巴结清扫术，也没有证据显示该术式适用于局部进展期直肠癌。对于这类患者，应采取传统的直肠切除＋淋巴结清扫术。

可能要接受 R-TAMIS 的患者术前均应行结肠镜检查。其目的是对病灶大小进行测量，获取病理组织，并检查结肠其他部位可能同时存在的病变。对于早期直肠恶性肿瘤患者，应完善直肠内超声（endorectal ultrasound，EUS）或直肠磁共振成像以确定直肠癌的临床分期。

患者的术前检查项目并无统一的标准，应根据患者具体情况制订。气管插管全身麻醉是首选。麻醉监护下行脊髓阻滞在理论上也是可行的。

建议所有患者常规接受术前机械性肠道准备。推荐手术当日早晨应用磷酸钠盐口服液（如 Fleet® Enema）。由于进行手术的区域相对较小，即使在手术时直肠没有完全排空，也可以采用灌洗和抽吸来排空直肠。

手术开始后 1 小时内给予抗生素预防感染。这些抗生素包括头孢唑林和甲硝唑，或其他等效抗生素以对肠道病原体进行广泛覆盖。术后无须常规给予抗生素。

四、手术室布置和患者体位

俯卧折刀位、侧卧位或截石位等许多体位均适用于 R-TAMIS。应根据患者情况、安全性、肿瘤位置和外科医生的操作习惯决定体位。

俯卧折刀位为机器人机械臂提供了更大的自由空间（图 16-1）。这有助于减少外部机械臂碰撞。

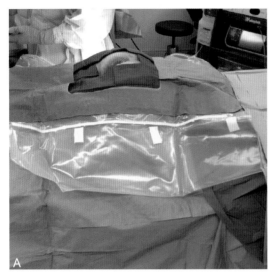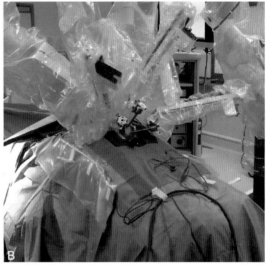

图 16-1　患者俯卧折刀位示意图（A）和机器人机械臂对接示意图（B）

这种体位的最大缺点是麻醉师进行气道管理比较困难。另外，对于手术助手来说，操作空间非常有限。

比较合理的选择是侧卧位。该体位方便麻醉师术中对患者进行气道管理。

使用该体位时，患者侧卧的方向应与直肠侧壁病变方向一致。患者的体位也应保证手术操作方向与床的方向平行。

适度头低足高的截石位也是一种常用体位（图 16-2）。通常这是最容易摆放的患者

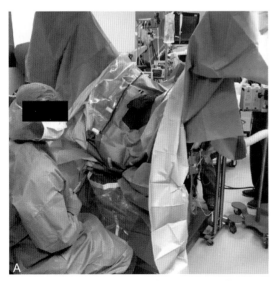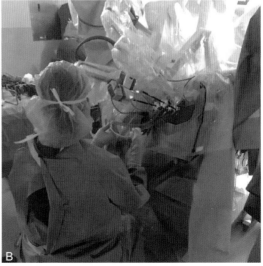

图 16-2　患者截石位示意图（A）和助手、机械臂位置示意图（B）

体位，并方便麻醉师在术中管理患者的气道，同时方便术中探查位置较高的病变，且病变侵犯腹膜反折时，方便中转开腹。助手可以在术中坐在患者两腿之间进行辅助操作。这种体位最大的问题是患者的下肢有可能阻碍机械臂的移动。有经验的操作人员可以恰当地放置机械臂以避免其与患者下肢发生碰撞。

五、手术工具及用品

R-TAMIS 有两个主要的机器人平台可用（达芬奇 Xi™ 或 Si™）。虽然两者都可应用于 R-TAMIS，但两者之间仍存在一些差异，这将在后面的部分中讨论。各种机器人抓钳和锐性器械的使用取决于外科医生的喜好。基础设备如下。

（1）机器人手术平台（Xi™或 Si™）。

（2）GelPOINT® 的经肛门操作通道（Applied Medical，Rancho Santa Margarita，CA）。

（3）机器人用 30°（或 0°）镜。

（4）机器人单极能量模块。

（5）机器人用解剖刀（推荐机器人剪刀）。

（6）机器人抓钳（建议使用低抓力钳，如卡地亚钳）。

（7）3-0 可吸收缝合线（常规缝合线或倒刺缝线）。

（8）腹腔镜下吸引器。

（9）腹腔镜用抓钳。

六、Trocar 的放置和机器人的对接

麻醉成功后先进行直肠指诊，肿瘤下缘距齿状线 > 2cm 才能避免肿瘤被 GelPOINT™ Trocar 遮挡。置入的 GelPOINT™ Trocar 作为经肛门操作的通道，通常位于肛管直肠环的顶部（图 16-3）。通常若肛管直肠环的顶部和病变之间可容纳一个手指尖，便有足够的空间来放置 Trocar。非常低的病变在患者全身麻醉并且肌肉放松的条件下可直接经肛门切除，而不需要机器人手术。一旦决定应用 R-TAMIS，用几根手指轻轻扩开肛门，将 GelPOINT™ 硅胶套置入肛管并缝合固定器于肛周皮肤。将 3 个 8mm 机器人 Trocar 和一个 5mm 腹腔镜 Trocar 置入 GelPOINT（图 16-4）。小心放置机器人 Trocar（由 Trocar 上的黑线标记）在肛门括约肌水平以保护肌肉免遭牵拉而受损。当正确放置时，器械在括约肌上的位移应该最小（图 16-5）。

通过一个集成气体输出系统，如 AirSeal（ConMed，Utica，NY），可以很容易地向直肠内注入二氧化碳，压力一般设置为 15mmHg，可以在狭窄的空间内轻松地疏散烟雾且在腹膜受损时能够调节进气。

一个 8mm 的 30° 的机器人镜头被放置在中间的 Trocar，两个机器人操作臂置入两边的 Trocar。手术助手坐在相应位置，通过腹腔镜辅助孔进行吸引或拖出组织。

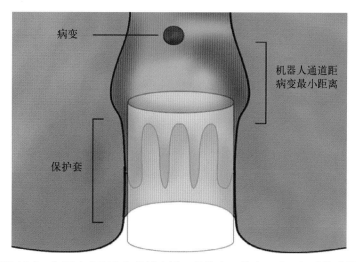

图 16-3　如果病变距离齿状线太近，保护套可能会覆盖要切除的病灶

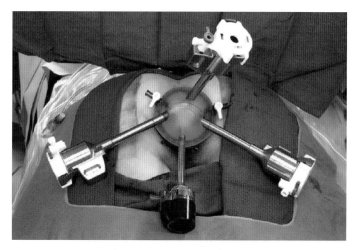

图 16-4　放置机器人 Trocar 和辅助端口 Trocar

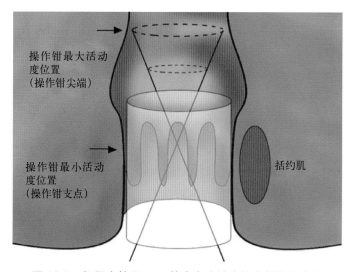

图 16-5　机器人的 Trocar 的支点应该定位在括约肌水平

七、手术步骤

见表 16-1。

表 16-1 机器人经肛门微创手术步骤及难度分级

手术步骤	技术难度（1～10级）
1. 肛门直肠镜检查	1～2
2. 病灶全层切除	4
3. 缝合缺损	5

（一）肛门直肠镜检查

首先使用机器人镜头检查直肠及肿瘤。虽然从技术角度来说可以切除视野范围内位置较高的病灶，但最理想的肿瘤位置是位于视野的下方和下侧方（图 16-6）。这样能将30°镜保持在高处，为下方两个机械臂留出操作空间。再次评估肿瘤大小和管腔受累情况。直视下置入操作器械并测试其活动度是否能超越病灶 1～2cm。将单极能量通道和机器人剪刀连接。虽然可以使用一些机器人的锐性解剖器械，但建议使用连接单极的机器人剪刀以提供锐性和钝性分离。

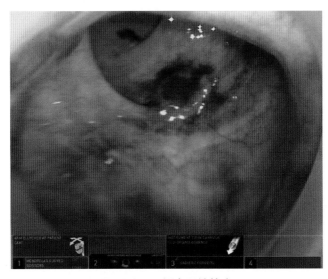

图 16-6 肛门直肠镜检查

（二）病灶全层切除

首先应用能量器械来标记切除的边界（图 16-7），通常是距病灶周边 1～2mm 的位置。

然后使用抓钳将病灶提起，同时分离病变的基底部。最好使用抓力较小、小巧的抓钳，如 CADIERE 钳。这类抓钳会减少对正常直肠黏膜的损伤，并以合适的角度进行手术操作。合理使用能量器械有助于减少切除边缘的组织收缩，以便识别何时能够进行全层剥离（图 16-8）。如果没有集成气体输出系统，由手术助手经 5mm Trocar 置入腹腔镜吸引器来吸除烟雾。应剥离至直肠周围脂肪组织以确定达到了全层切除（图 16-9）。

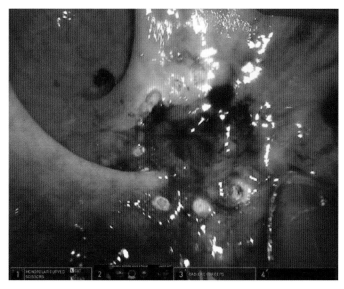

图 16-7　利用单极剪刀的尖端标记切除病灶的边界

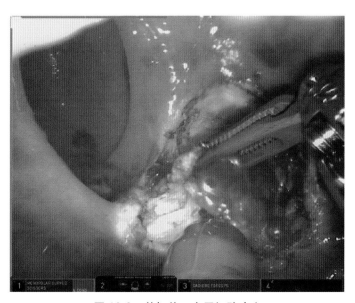

图 16-8　单极剪刀全层切除病变

（三）缝合缺损

对于 TAMIS 中直肠缺损的缝合始终是一个争论的热点。最新的研究表明如果缺损能够被一期有效缝合，可以降低出血和其他切口并发症的发生率。直肠用可吸收缝线横向缝合可有效避免直肠狭窄。连续缝合及间断缝合均可应用。笔者发现最简单的缝合方式是用 3-0 倒刺缝合线（Medtronic，Minneapolis，MN）进行连续缝合，这避免了在直肠的狭窄空间内进行打结（图 16-10），同时应注意避免肠腔狭窄阻塞大便。成功切除的

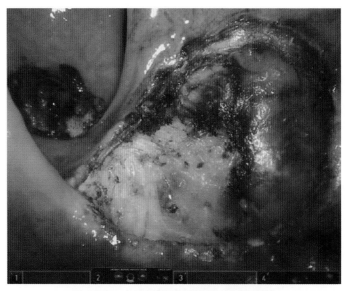

图 16-9　全层切除后显露直肠周围脂肪

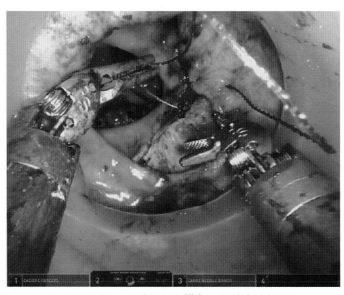

图 16-10　通过机器人横向一期缝合缺损

定义是术中没有可见肿瘤残留并且切缘阴性（图 16-11）。

　　进入腹腔时尽可能避免损伤腹膜。上段直肠病变手术腹膜损伤风险较高。发生这种情况时，直肠内气体迅速进入腹腔。此时可以通过放置气腹针排气缓解。在直肠与腹腔相通时，使用集成气体输入 / 输出系统有助于维持直肠内气体的灌注。在这种情况下，成功缝合直肠缺损是减少并发症的关键。

　　一旦缝合完成，可以通过拔除气腹针和持续向直肠内充气来确认缝合是否确实可靠。如果有任何疑虑，可以经腹置入腹腔镜（或机器人装置）来评估缝合情况并酌情进行二次缝合。如果在经肛门操作上过于困难，在损伤腹膜进入腹腔后，通常可以经腹腔操作完成剩余病灶的切除和缺损的缝合。

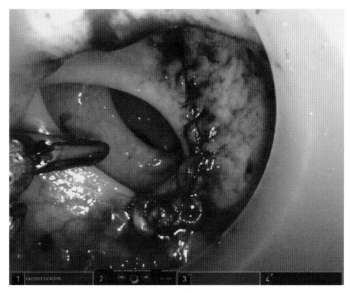

图 16-11　缺损缝合完成后示意图

八、术后随访

患者可在医院观察一晚并于第二天出院。患者在正常情况下可在术后麻醉清醒后恢复正常饮食。在术后 1 ~ 3 个月，患者应接受外科医师的定期随访。所有患者在术后 1 年内应接受家庭医师、胃肠病学家及手术医师的随访。直肠 MRI 或结肠镜检查应在术后 1 年内进行。患者的最终病理分期有可能比术前的评估晚，此类病例建议采用根治性手术切除、追加（或不追加）化疗和放疗。有些接受过 R-TAMIS 的患者在必要时应追加根治性肿瘤切除术。

一些患者在术后可能会出现短暂的尿失禁，这一般是暂时性的，通常在术后 3 ~ 6 个月消失。根据病灶大小不同，部分患者还可能会出现肠道蠕动增快，类似于低位直肠前切综合征，这常见于较大的病灶，大多数患者将在手术后 1 年内恢复正常。

九、技术可行性

R-TAMIS 是最新的经自然腔道治疗低风险直肠肿瘤的手术方式。这一手术是治疗低风险直肠肿瘤的理想选择，适应证包括没有高风险病理特征的早期（T1N0M0）直肠癌和内镜下未能充分切除的直肠息肉。

切除的可行性需要考虑到病灶的大小和距离齿状线的距离。直径过大的病灶（＞5.5cm）、距离齿状线过近的病灶（距离齿状线＜2cm）、距齿状线太远的病灶（距齿状线＞20cm）不适用该术式，其原因是多方面的。首先，位于直肠狭窄空间的较大病变可能阻碍手术视野，导致肿瘤不能完整切除或需要分块切除。太靠近齿状线的病变可直接经肛门切除,无须接受机器人手术。离齿状线太远的病变严重限制了机械臂的操作范围,因为器械的支点需要在齿状线的水平，太远则操作受限。对距齿状线过远的病灶进行手术有损伤腹膜而进入腹腔的风险，这可能并不增加术后并发症的发生，但往往使手术更具挑战性。建议对距离齿状线过远的病灶进行切除时要更加谨慎，并准备备选手术方案以应对无法顺利进行 R-TAMIS 的情况。

十、患者体位的变化

目前文献未能对 R-TAMIS 的最佳体位达成一致。早期研究人员倾向于俯卧或左侧卧位。对于截石位的应用也有详细的描述。在临床实践中，任何体位在技术上应该都是可行的。如果外科医师选择 30°镜且病变不在常规的上下视野中时，机器人镜头能够 360°旋转，轻松倒置，以提供视野。因此无论是肿瘤高于或低于视野都不影响手术。然而患者自身原因也可能会影响体位的选择。例如，一个有髋关节手术史或其他骨科禁忌的患者可能不能外展下肢而限制了截石位的摆放。另外，高危气道风险的患者可能需要通过面部朝上来进行更好的麻醉管理。体位的选择取决于医生的偏好和患者本身的限制。同样，正如之前讨论的，特定的体位易于对特定位置的肿瘤进行切除。因此，可以因病灶位置不同而采取个性化的体位。

十一、新老机器人平台的比较

随着时间的推移和技术的发展，达芬奇 Xi™和 X™ 平台逐渐超过并取代了达芬奇 Si 平台。新平台的优点已有文献报道，最直接的优势是缩短了操作时间，这归功于器械操作更简单，减少了狭窄空间中机械臂碰撞的概率。

本章描述的 R-TAMIS 最适用于达芬奇 Xi™机器人平台。在达芬奇 Si™ 平台上进行该手术的步骤是相似的。达芬奇 Xi™ 提供了更多可选择的机械外臂位置，从而减少了术中机械臂的碰撞。这对于手术过程中保证机械臂的最大活动范围是非常重要的。

十二、总结

R-TAMIS 是一种将经肛门切除直肠病变手术和其他经肛门手术简化了的术式，并最大限度地发挥了达芬奇 Xi™ 机器人平台的所有优势。未来专门为经肛门手术开发的机器人平台将会进一步拓展该术式。

第 17 章

经肛门全直肠系膜切除术：单术者方式

Cristina R. Harnsberger，Justin A Maykel

一、简介

全直肠系膜切除术（total mesorectal exicision，TME）是标准的直肠癌手术方式，其已被证明对降低肿瘤局部复发和保留括约肌功能有显著作用。然而，对于肥胖、骨盆狭窄或肿瘤较大的患者，TME 的操作变得极具挑战性。鉴于直肠癌较高的发病率，其术后泌尿生殖功能障碍、肠道功能障碍及吻合口相关并发症等值得关注。多项关于腹腔镜与开腹 TME 手术的多中心随机对照试验的研究结论并不一致。腹腔镜手术存在技术上的挑战性，尤其术野的显露需要有经验的助手。例如，由于子宫和周围软组织阻碍术野，导致镜下牵拉并充分暴露直肠前壁困难；术中烟雾在骨盆内不易扩散，也会进一步限制术者的视线。此外，腹腔镜和机器人手术使用的直线切割闭合吻合器并不适用于低位直肠的垂直切割，导致离断过程中通常需要多个钉仓，这会增加吻合口瘘的风险。此外，机器人手术由于缺乏触觉反馈，这可能会导致无法获得理想的远端切缘。因此，微创 TME 仍有优化的空间。

经肛门全直肠系膜切除术（transanal total mesorectal exicision，TaTME）已成为传统开放或腹腔镜直肠切除术的一种替代微创技术，并为上述诸多挑战提供了解决方案。从肛侧向头侧操作的镜下 TME 切除方式具有以下优势：外科医生能够直视肿瘤并精准确定远端切缘位置；能够精确显示直肠系膜离断平面，避免损伤周围的神经血管结构及前列腺（或阴道）等器官；操作过程中不需要牵拉遮挡盆腔的腹内脏器等。TaTME 具有较好的近期疗效，与其他微创手术方案相比，其环周切缘阳性率和远端切缘阳性率均得到有效降低。尽管目前 TaTME 的长期疗效尚无定论，但正在进行的国际性多中心随机对照试验（COLOR Ⅲ）将全面比较腹腔镜 TME 和 TaTME 的临床效果，其结论也将为临床医生提供参考。

二、背景

与经腹联合经肛门双手术组同时操作的方式相比，单纯经肛门手术组操作具有诸多优势。在两组分别进行经腹部和会阴部操作时，术者可以变换和优化患者体位，从而方便手术操作：在腹腔镜经腹直肠切除术中，过度的头低足高位和右侧卧位有助于显露骨盆深部区域，并有利于手术区外小肠的重力牵拉；而在进行经肛门手术操作时，选择平缓适度的头低足高位是保持正确解剖标志的理想选择。当单一手术团队在进行腹腔部位操作时，结肠内并没有充气，这有利于操作的顺利进行；而当两个手术团队同时进行腹腔和会阴部操作时，往往会由经肛门操作组远端肠管关闭不严导致结肠充气，从而影响腹部操作组的视野。同样，经肛门操作组自下而上的分离过程中，充分利用会阴部气腹并且降低腹部气腹压力的对抗是至关重要的，气腹压力可能会限制经肛门手术的操作空间。这些情况在男性骨盆狭窄者、肥胖患者、直肠系膜肥厚患者或巨大肿瘤患者的手术中尤其重要。

单手术组操作也有其局限性。其手术时间和麻醉时间都比双手术组要长。但是，双手术组操作因为需要两个手术团队，其实际成本可能更高。在解剖困难的情况下，双手术组的方法由于两名外科医师可以在暴露和识别组织平面方面相互协助，所以手术能变得更为可视化。St.Gallen 共识关于安全实施 TaTME 的意见为：如果条件允许，建议同时使用两个团队进行手术操作。但实际上，由于美国医疗制度与中国的不同，许多外科医师并没有能力为特定的手术雇佣第二名外科医师来协助其进行手术，而只能在单个助手的协调下完成手术所有步骤。单手术组操作方式已经被证明是安全可行的，且能达到肿瘤的根治性切除。

三、术前准备

外科医师的充分准备是成功进行 TaTME 的关键。由于解剖平面和手术入路的不同，即使对于有经验的外科医师来说这也是新的挑战。全面了解直肠、直肠系膜和周围骨盆结构之间的解剖关系是进行 TaTME 操作的基础。此外，外科医生的术前培训和经肛门内镜手术的经验积累也是至关重要的。初学者应选择合适的患者，如女性、良性疾病、病变位于中段直肠、肿瘤体积小的患者。因为正确识别直肠和阴道之间的平面比识别直肠和前列腺之间的平面相对较容易，所以女性患者的直肠前方解剖往往更为简单。手术室所有工作人员都应熟悉 TaTME 相关设备和手术步骤。即使采用单一手术组的操作方式，腹部和会阴区域也需要两套设备，包括腹腔镜器械、吸引器和能量平台。因此，额外增加台上护士和巡回护士利于提高手术效率。

四、设备

采用持续二氧化碳（CO_2）注入并具有快速排烟功能的气腹系统是手术顺利进行的重要保障。使用常规的 CO_2 气腹系统时，会阴部手术区域会受到气腹机"风箱"作用的影响，并且轻微的排气就容易导致空间塌陷。已投入商用的进气系统，如 AirSeal 系统，对 TaTME 的开展至关重要。

会阴部手术的支撑装置也是必要设备。一种选择是使用经肛门内镜微创手术（TEM，Richard Wolf Medical Instruments Corp，IL，USA）和经肛门内镜手术（TEO，KARL

STORZ Tuttlingen，Germany）的刚性平台。刚性平台的优点是手术医生自己能够完全掌控设备和镜头的固定方式，而不需要额外的镜头支架。另一种选择是柔性平台，如单孔腹腔镜手术端口（SILS Port）（Covidien，CT，USA），其灵活性更强。笔者团队更倾向于 GelPOINT 经肛门路径平台（Applied Medical，Inc.，Rancho Santa Margarita，CA，USA），它由两部分组成，具备多种功能，摘掉上方盖子后，其半刚性套管可提供肠腔内视野，方便进行经肛门缝合、标本取出及手工结肠肛管吻合。

前端弯曲的器械便于在相对狭窄的空间内进行经肛门操作。充分利用电钩或电铲可在 TEM 中进行精确的分离。

会阴部操作需要有倾斜角度的镜头，如30°加长型5mm Endoeye Flex 镜头（Olympus，Center Valley，PA，USA），它可以最大限度地避免手术器械的相互影响。

五、手术室布置

为腹部手术和会阴部手术准备两个无菌手术台，位于患者右侧和足侧（图 17-1），均配备单独的腹腔镜器械。在进行腹部手术时，外科医生和助手站在患者的右侧，腹腔镜和能量平台置于患者的左侧（图 17-2）。

患者取改良截石位，垫起肩部并用胸带固定患者，直肠镜下使用稀释碘溶液冲洗直肠，清除残余粪便（图 17-3），然后常规消毒和铺单（女性患者应进行阴道消毒，方便术中检查）。

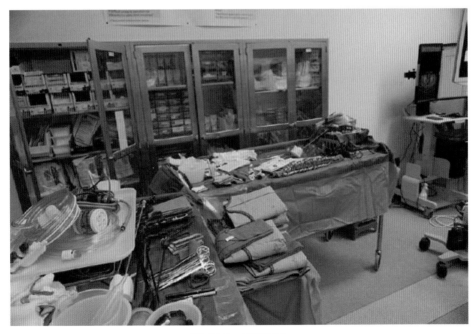

图 17-1　双器械台

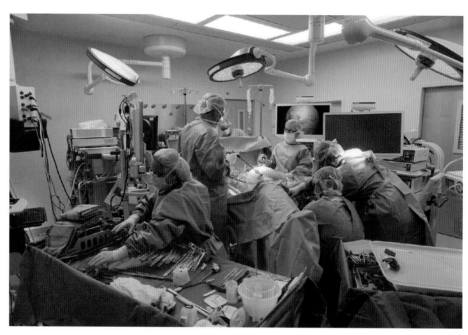

图 17-2 术者调整站位

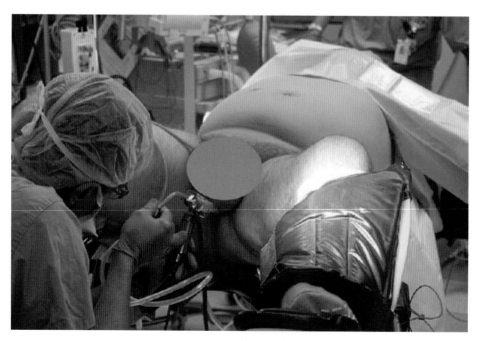

图 17-3 直肠灌洗

六、手术步骤

见表 17-1。

表 17-1　TaTME 手术步骤及难度分级

手术步骤	技术难度（1 ～ 10 级）
腹部手术	
1. 置入 Trocar，探查腹腔	1
2. 游离直肠	3 ～ 5
会阴部手术	
3. 初步游离	2
4. 镜下游离	5
5. 经肛镜下全系膜切除	6
6. 经腹和经肛门手术平面的贯通	6
7. 取出标本	2
8. 吻合	4

（一）腹部手术

腹部手术操作的目标包括：①游离左半结肠和直肠上部；②游离直肠上血管；③为吻合做准备；④回肠造口术。

1. 置入 Trocar，探查腹腔　建立气腹，镜头置于脐周，其余 Trocar 位置同腹腔镜低位直肠前切除术。

2. 经腹手术部分　这部分手术过程同其他章节中乙状结肠和直肠切除术的步骤。充分探查腹腔，及时发现隐匿性转移病灶。必要时游离降结肠，保障无张力吻合。术中按膜解剖要求进行层面游离，注意保护输尿管和腹下神经。离断直肠上血管，游离直肠上部，避免腹部和会阴部的无意贯通从而影响会阴部操作时的显露效果。

3. 单手术组操作在腹部手术中的优势　在腹部手术部分，单手术组操作的优势：患者可取头低足高和右侧卧位；不会受直肠充气的影响；手术过程可维持气腹压 15mmHg。相反，如果两个手术组同时进行操作，直肠充气往往会影响腹部手术组的操作。

（二）会阴部手术

会阴部手术目标：①关闭远端直肠；②全层环形切开直肠；③解剖 TME 平面；④与腹部手术区域会师；⑤结肠 - 直肠 / 肛管吻合术。TaTME 是低位直肠肿瘤保留括约肌的理想手术方式。

1. 初步游离　初步游离的方式取决于肿瘤的位置。对于靠近内括约肌的低位肿瘤，放置 LoneStar 拉钩（Cooper Surgical Inc.，Stafford，TX，USA），使用标准的开放入路建立括约肌间解剖平面。切开肿瘤远端的直肠壁，向头侧游离。拓展操作空间后，荷包缝合关闭肠腔，建立气腹，放置 GelPOINT 套筒，置入腹腔镜器械，沿 TME 平面进行游离。

对于位于肛提肌上方的中低位直肠肿瘤，首选放置腹腔镜通道再进行层面游离。使用 LoneStar 拉钩牵引后，将 GelPOINT 套筒置入肛管，达到肛门直肠环的上方，缝线将套筒固定在肛周皮肤上，随后拆卸 LoneStar 拉钩（图 17-4），腹腔镜下 0-Prolene 线缝合关闭远端直肠。

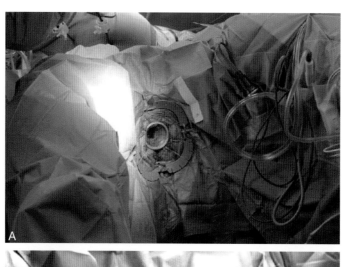

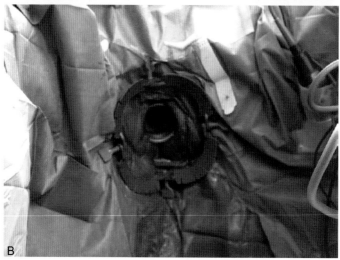

图 17-4　经肛门显露直肠

在此之后，连接 GelPOINT 外盖（通常选择带有 4 个 Trocar 口的外盖，方便助手使用吸引器（图 17-5），利用 AirSeal 系统建立气腹（压力设置为 15mmHg），距肿瘤最低点远端 1cm 处用电刀做环周标记（图 17-6），用 0-Prolene 线荷包缝合，关闭直肠。可以直视下关闭肠管，也可在腔镜下操作（图 17-7）。然后，在距离荷包缝合 1cm 处再做环周标记，作为预定切割线（图 17-8）。

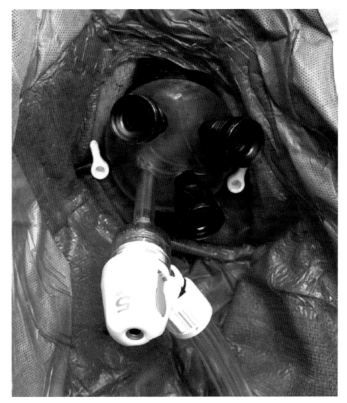

图 17-5　经肛门放置套管

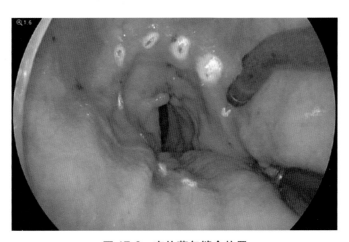

图 17-6　定位荷包缝合位置

2. 经肛门镜下游离直肠系膜　分离远端直肠并进入正确的 TME 平面是手术的关键步骤。术前行新辅助治疗的患者直肠壁较厚，应注意继续垂直于直肠壁切割，避免向外侧进入错误的平面（图 17-9）。对于低位直肠肿瘤，从直肠系膜终点的远端进入肠壁和盆底肌间的平面，骶前平面显示在视野的下方（图 17-10）。必须保证术区在直肠系膜深筋膜外，避免进入直肠周围的系膜内。气腹作用下有助于在无血管的 TME 平面内进行

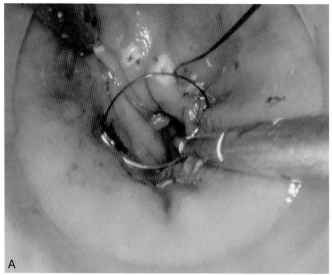

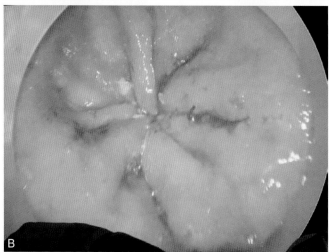

图 17-7 A. 荷包缝合；B. 关闭直肠

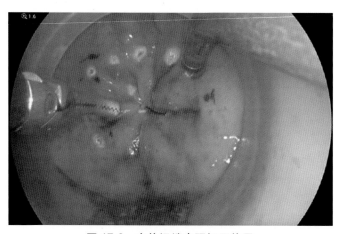

图 17-8 定位远端直肠切开位置

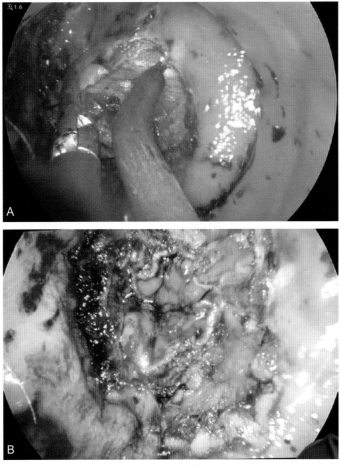

图 17-9　切开直肠壁

组织游离，避免错误地进入直肠系膜内。由于直肠后壁和前壁的组织平面相对更容易辨认，所以应优先游离后壁和前壁。向侧方游离时应注意避免损伤盆神经。经肛门入路较经腹入路能更清楚地解剖直肠前壁，也更容易显露前列腺（图 17-11）。

TaTME 手术过程中有几个需要特别注意的关键步骤。在前列腺远端直肠前壁游离过程中，要注意保护直肠尿道肌，避免尿道损伤，选择由后方 TME 平面向侧方和前方逐渐拓展的手术方式，是避免尿道损伤的有效办法。如果游离过程中发现活动性出血，往往提示损伤了前列腺周围血管窦，表明进入了错误的层面。将套管盖子取下，通过触诊来确定前列腺和尿管的位置，这样可帮助保护前列腺和尿道（对于女性患者，可行经阴道指诊来确定正确的解剖平面）。

直肠侧方游离过程中，正确的平面往往并不明显。因此，在完成后壁和前壁的游离之后再进行侧方游离能更好地确定侧方层面，避免游离得过深或者过浅（图 17-12）。在经肛门入路的操作过程中，盆腔神经不易观察，应尽量避免损伤。在侧方游离的最后阶段，可经腹腔镜头进一步确认正确的解剖平面（图 17-13）。

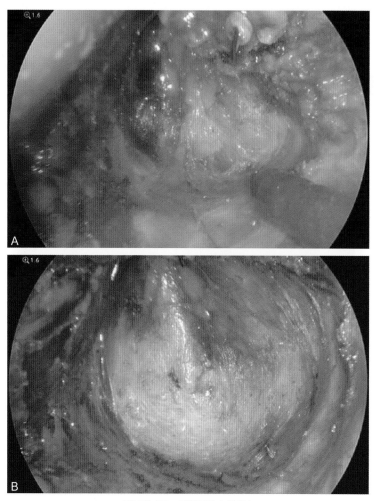

图 17-10　直肠后方解剖

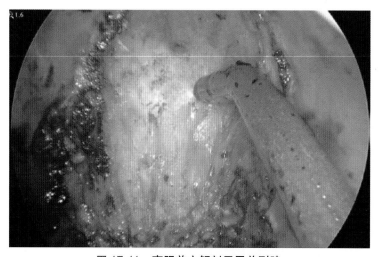

图 17-11　直肠前方解剖显露前列腺

　　3. 经腹和经肛门手术平面的贯通　会阴部操作平面沿着骶前间隙向头侧与腹部操作平面贯通（图 17-14）。贯通之后，气腹会影响会阴部的进一步游离。这种情况下，单一手术团队可以选择转为经腹操作，完成后续的游离。或者由助手经腹提供牵拉和显露，主刀经肛门完成后续游离。笔者团队倾向于经腹完成这部分操作。恰当的显露和正确的层面能避免输尿管和盆腔神经的损伤。游离结束后，离断近端肠管，取出标本。

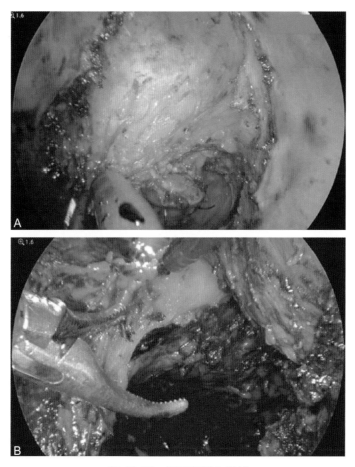

图 17-12　经肛门侧方解剖

　　4. 取出标本　标本取出方式取决于外科医生的习惯和患者的条件。如果直肠系膜较薄，且结肠游离充分，可选择经肛门取出标本。强行将肥厚的直肠系膜经肛门拖出可能会导致标本撕裂、直肠系膜损伤和系膜血肿形成。为了降低这些风险，应在拖出标本前裁剪结肠系膜至结肠壁。对于直肠系膜单薄且肠系膜足够长的患者，经肛门取出标本就简单易行了。当然，标本也可以通过腹部切口、延长脐周 Trocar 孔或延长回肠造口切口等方法来取出（图 17-15）。

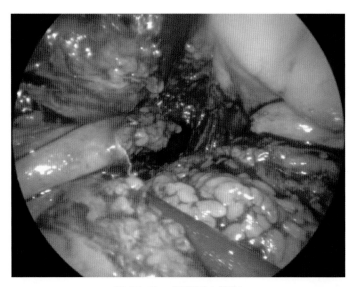

图 17-13　经腹侧方解剖

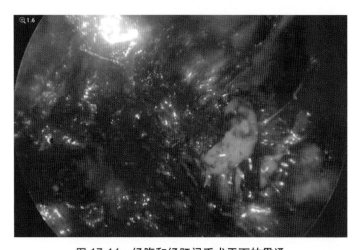

图 17-14　经腹和经肛门手术平面的贯通

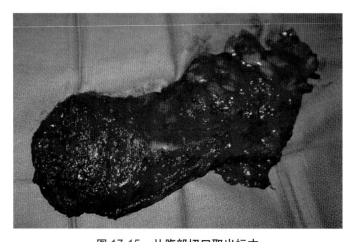

图 17-15　从腹部切口取出标本

5. 吻合　文献报道已介绍了各种吻合方式。从肛提肌、阴道或前列腺周围游离直肠断端，置入荷包缝合线，收紧荷包，并将远端直肠拉入吻合器头端。在此过程中，笔者发现将 19 号 Blake 引流管与吻合器中心杆连接，可引导吻合器中心杆穿过荷包缝合的中心（图 17-16）。经腹将引流管从中心杆上取下，对接抵钉座与中心杆。腹腔镜下观察前方（特别是阴道）和侧方的组织回缩（图 17-17）。激发吻合器前，常规行阴道检查，确认未损伤阴道。完成吻合后，可以经肛门清楚地观察吻合口（图 17-18）。进行"反向漏气试验"，检查吻合情况。如果吻合不确切，在气腹压作用下气体会进入直肠腔（图 17-19）。在此情况下，外科医生可通过会阴部操作通道进行缝合加固（图 17-20）。

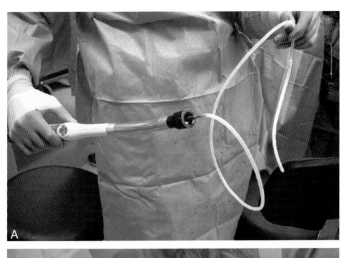

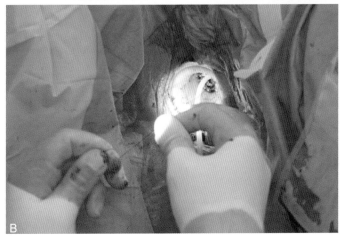

图 17-16　A. 引流管连接吻合器中心杆；B. 以引流管为中心缝合远端直肠断端

当经腹腔操作困难时，可以经肛门进行吻合器对接。使用科惠 33mm 吻合器和长抵钉座，可经肛门操作近端结肠，对接抵钉座与中心杆，激发吻合器，完成吻合。

如果吻合口位置过低不能使用吻合器，可用 LoneStar 拉钩暴露肛门，将结肠断端牵拉至肛管，手工行结肠 - 肛管吻合术。

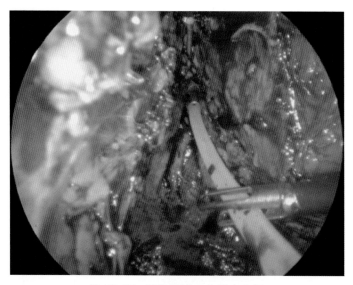

图 17-17　经腹显露吻合器中心杆

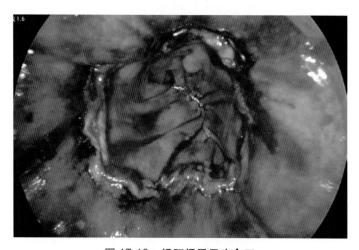

图 17-18　经肛门显示吻合口

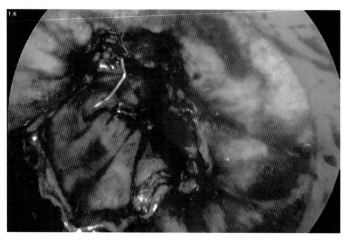

图 17-19　吻合口前壁缺损

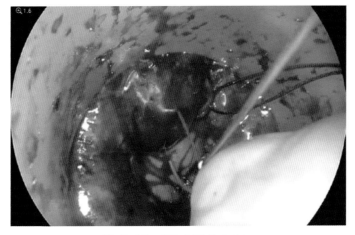

图 17-20　经肛门修补吻合口

6. 完成手术　吻合完成后，手术团队转到腹部操作，放置引流管，行回肠造口术。

7. 经肛门手术中单手术组操作的优势　在 TaTME 中，患者的体位可以随时优化，取头低足高仰卧位，可以更容易地辨认正确的解剖平面。经肛门操作气腹压不受腹腔气腹压的影响，可以始终维持在 15mmHg 左右。此外，在美国医疗体制下，让两名外科医生同时进行一台手术是"奢侈"且不切实际的。

七、总结

TaTME 已成为治疗中低位直肠良恶性疾病的一种安全、微创的方法。TaTME 的近期疗效和肿瘤学疗效均与开腹手术相似，并能克服开放手术和腹腔镜技术的局限性。完善设备采购和团队培训能提高手术效率。单手术组 TaTME 方式具有独特的优势。尽管学习曲线要求较高，但通过深入学习骨盆解剖、掌握腹腔镜和经肛门内镜手术基础，并经过专业培训后必然能掌握这一新技术。

第 18 章

经肛门全直肠系膜切除术治疗炎性肠病：Cecil 入路

Karen Zaghiyan，Aimee Gough，Phillip Fleshner

一、简介

本章将详细介绍经肛门全直肠系膜切除术治疗炎性肠病的术式，特别是治疗溃疡性结肠炎的标准术式——全结直肠切除 + 经肛门回肠储袋 - 肛管吻合术（transanal ileal pouch anal anastomosis，taIPAA）。

二、背景

回肠储袋 - 肛管吻合术是溃疡性结肠炎（ulcerative colitis，UC）和炎性肠病（inflammatory bowel disease，IBD）患者治疗的标准术式。经肛门全直肠系膜切除术通常作为直肠癌治疗的微创术式之一。目前，相继有文献报道这项技术在良性疾病中的应用价值。

三、设备、手术室布置和患者体位

这项手术通常需要两个团队（腹腔手术组 + 经肛门手术组）配合完成。taIPAA 术式所需的设备如表 18-1 所示。腹腔镜和肛门入路显示器以及器械台的位置如图 18-1 所示。患者取改良截石位，麻醉机位于患者头侧。腹腔手术组的器械台位于患者右腿的外侧。腹腔手术组的主刀医生和助手通常站在患者的右侧，使用传统的腹腔镜进行探查，腹腔镜的显示器和气腹机在术者对面，靠近患者的左髋部（图 18-1）。

表 18-1 taIPAA 治疗炎性肠病的设备

设备	经肛门手术组	腹腔手术组
仪器托盘	1. 小器械托盘 2. 单腹腔镜抓钳	标准器械托盘
镜头	10mm 三维镜头 [a]	标准 10mm 30° 镜头 [b]
气腹机	连续进气平台 [c]	标准进气平台

续表

设备	经肛门手术组	腹腔手术组
Trocars/ 牵开器	1. LoneStar® 一次性牵开环（14.1cm× 14.1cm）和 8 个 5mm 拉钩[d] 2. 一次性经肛门通路平台，包括 2 个自固定套管[e]、额外的 12mm 接入端口[c]	选择 1：　3 个 Trocar，12mm、10mm、5mm（可选额外的 5mm Trocar[f]） 选择 2：单孔平台[g]+5mm Trocar
能量设备	带吸引装置的能量设备和电钩[h]	先进的能量装置[i]
吻合器 / 缝线	选择 1（手工吻合）：7 根 2-0 铬缝线 选择 2（器械吻合）：29mm EEA 吻合器[j]，0 号聚丙烯缝线[k]	1. 离断末端回肠：60mm 腹腔镜直线切割闭合器[l] 2. 制作 J- 袋：直线切割闭合器（2 个钉仓）[m]，60mm 腹腔镜直线切割闭合器（1 个钉仓），2-0 聚丙烯缝线

a. ENDOEYE FLEX 10mm articulating tip video laparoscope, Olympus, Center Valley, PA, USA.

b. ENDOEYE II 10mm, 30°, rigid video laparoscope, Olympus, Center Valley, PA, USA.

c. Airseal® iFS, TriLumen Filtered Tube Set and Airseal® 12mm access port, CONMED Inc., Utica, NY, USA.

d. Lone Star® Retractor System, CooperSurgical, Inc., Trumbull, CT, USA.

e. GelPOINT® Path Transanal Access Platform (4cm×5.5cm), Applied Medical Inc., Rancho Santa Margarita, CA, USA.

f. Laparoscopic trocars rounded tip with balloon, Applied Medical Inc., Rancho Santa Margarita, CA, USA.

g. GelPOINT® Mini Advanced Access Platform, Applied Medical Inc., Rancho Santa Margarita, CA, USA.

h. Endopath® Probe Plus II, Ethicon Inc., Somerville, NJ, USA.

i. LigaSure™, Medtronic Inc., Minneapolis, MN, USA.

j. CDH29A 29mm circular stapler, Ethicon Inc., Somerville, NJ, USA.

k. Prolene® suture, Ethicon Inc., Somerville, NJ, USA.

l. Echelon Flex™ Powered Plus 60mm, Ethicon Inc., Somerville, NJ, USA.

m. DTS Series™ GIA™ 100–3.8mm single use reloadable stapler, Covidien LP, Mansfield, Massachusetts, USA.

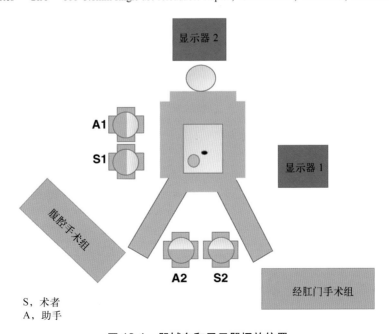

S，术者
A，助手

图 18-1　器械台和显示器摆放位置

　　经肛门手术组术者立于患者的两腿之间，他们的显示器放置在患者左肩附近，避免影响麻醉师在术中对患者进行管理。腹腔手术组可使用三维屏幕，利用吊塔将屏幕放置在患者左侧中间位置，与肛门手术组的视线平行（图 18-2）。三维腹腔镜的镜头平行于腹中线，使医生在术野内可观察到经肛门手术组的操作。经肛门手术组器械台放在患者左腿外侧。左脚附近可放置一个无菌手术架来摆放三维镜头和其他腹腔镜设备（图 18-3）。通常将 AirSeal® iFS 充气管理系统（CONMED Inc., Utica, NY）放置在患者腿部外侧，位于经肛门手术组器械台和腹腔手术组腔镜显示器之间。经肛门组器械台底部置物架可放置电外科器械，减少经肛门手术组设备所占空间。

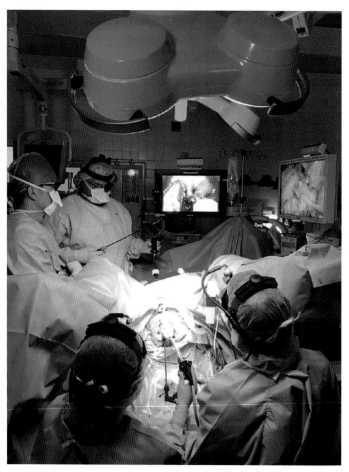

图 18-2　经肛门手术组显示器放置在患者左肩附近，腹腔手术组显示器放置在患者左侧

　　麻醉成功并插胃管后，将患者从仰卧位调整为截石位，腿部辅以填充物保护腓神经，利用泡沫衬垫避免患者在头低足高位时出现滑动（图 18-4）。静脉注射抗生素，留置导尿管并固定于左腿内侧，避免妨碍经肛门手术组的操作。腹部和会阴部常规消毒铺单，于会阴部放置带口袋的无菌保护膜，电刀和吸引器置于患者右侧，腹腔镜设备置于患者左侧。经肛门手术组设备管线由患者左腿上方通过并用无菌单包裹后固定在腿部（图 18-3）。经肛门手术组三维腹腔镜镜头管线置于患者左肩部无菌手术架上。

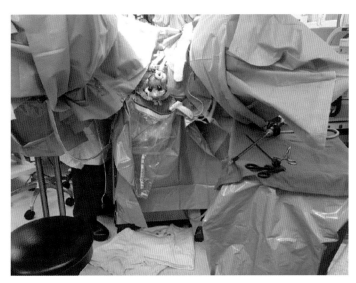

图 18-3　经肛门手术组设备放置于患者左侧无菌手术架，设备线固定于患者左腿

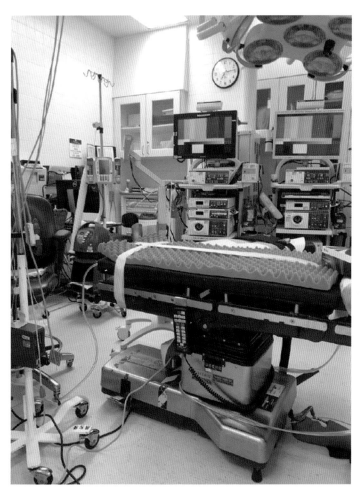

图 18-4　利用手术台泡沫衬垫避免患者在头低足高位时滑动

四、Trocar 位置

通常只需要放置 3 个 Trocar 进行操作，并可利用 Trocar 孔进行随后的回肠造口（图 18-5）。这样不仅不影响术野显露，还能最大限度地减少创伤，保证美观。部分外科医生在 LLQ 增加一个 5mm Trocar，以便于更灵活地进行直肠解剖。也可以在计划回肠造口位置放置单孔手术平台，另外在耻骨上放置额外的 5mm Trocar，协助在盆腔游离过程中牵拉直肠（图 18-6）。

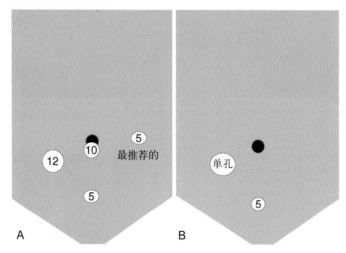

图 18-5　A. 腹腔手术操作（包括腹部结肠切除术）的 Trocar 位置；B. 在回肠造口部位放置单孔腹腔镜平台，利用耻骨上 5mm Trocar 协助牵拉盆腔器官

五、手术步骤

见表 18-2。

表 18-2　taIPAA 手术步骤及难度分级

手术步骤	技术难度（1 ～ 10 级）
腹腔手术组	
1. 建立操作孔和腹腔镜探查	1
2. 腹腔游离	3 ～ 5
经肛门手术组	
3. 初步游离	2
4. 初步镜下游离	5
5. 经肛镜下全系膜切除	6
6. 腹腔和经肛门手术区域的贯通	5
7. 取出标本	4
8. 吻合	6

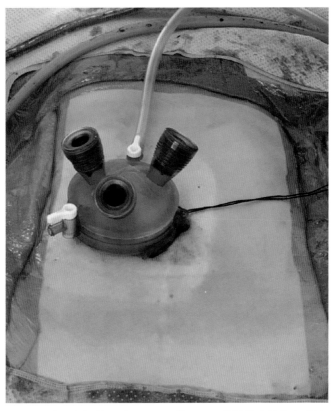

图 18-6　在回肠造口部位放置 GelPOINT® Mini，利用单孔技术完成结肠切除术

（一）腹腔手术组

建立气腹后，探查是否有穿孔的迹象（脓性渗出或脓肿）。按标准手术方式进行结肠切除，游离肠系膜时注意保护回结肠动脉，避免损伤十二指肠、胃、小肠、脾脏和胰腺。此时，应注意评估回肠系膜长度是否可达到回肠储袋的制作要求。如果回肠系膜过短，则不再制作回肠储袋，并在保留直肠上动脉的前提下游离直肠系膜，保证无张力吻合。

经评估，如果回肠系膜足够长，经肛门手术组便可开始经肛门操作。

在近盲肠处使用切割闭合器离断末端回肠，继续从十二指肠外侧游离末端回肠系膜。经肛门手术组进行低位直肠切除的同时，腹腔手术组制作回肠储袋。扩大右下腹 Trocar 切口，置入 GelPOINT® Mini，将回肠提出体外，裁剪肠系膜血管，制作 15 ～ 20cm 的回肠 J- 袋或 S- 袋。用 2-0 Prolene 缝合线关闭回肠切口，在切口周围放置碘伏纱布防止肠液外溢，将回肠储袋重新放入腹腔，盖上 GelPOINT® Mini，重建气腹。然后开始直肠切除术，游离直肠上动脉，进入直肠后间隙，避免损伤盆腔神经丛。沿 TME 平面对直肠周围组织进行游离。自上而下沿直肠壁环形游离，直至达到经肛门手术的要求。

（二）经肛门手术组

1. *初步游离*　使用 LoneStar® 拉钩（CooperSurgical，Inc.，Trumbull，CT，USA）显露肛门，扩张器扩肛，置入 GelPOINT® 经肛门平台套管，斜面边缘通常位于肛门直肠环的正上方。镜头直视下，在齿状线上方 2cm 或接近套管的位置用 0-Prolene 线行荷包缝合，用作后续 TaTME 解剖过程中的牵拉点。注意保护直肠前方结构，避免损伤阴道或尿道前列腺部。

GelPOINT® 套管盖子准备如下：12mm 的 AirSeal® Trocar 和两个辅助 Trocar 呈三角形排布，并远离套管中心（图 18-7）。完成荷包缝合后，关闭盖子，维持气腹压12mmHg。此时，腹腔手术组将气腹压力调整至低于 12mmHg，避免对抗经肛门手术组的气腹压。通常将 AirSeal® Trocar 置于上方，操作孔置于下方（图 18-8）。

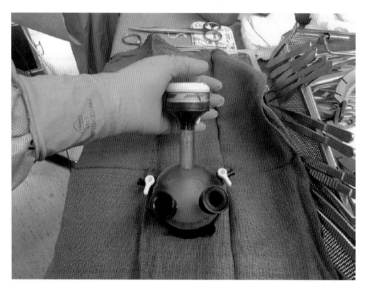

图 18-7　带有 AirSeal® 套管和 2 个自固定套管的 GelPOINT® 经肛门通路平台

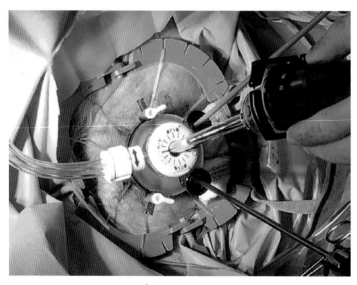

图 18-8　将 12mm AirSeal® 套管置于上方，镜头和操作孔置于下方

2.腹腔镜经肛门全直肠系膜切除术　在直肠内，于荷包缝合线和套管间 2/3 处做环

形标记，用 Entopath®Probe Plus Ⅱ 电钩（Ethicon Inc., Somerville, NJ, USA）垂直全层切开肠壁。通常需要向后转 90°才能顺利进入疏松的 TME 平面。除非计划行紧贴直肠壁的切除术，否则应注意避免进入直肠系膜内。对于男性患者，应谨慎避免直肠上方游离过深而损伤尿道前列腺部；对于女性患者，可以通过直肠指诊辨认阴道，避免直肠上方游离过程中损伤阴道。在直肠系膜外侧进行前方和侧方的游离，避免损伤会阴部神经。在侧上方（2 点和 10 点位置）游离过程中，仔细辨认并保留血管神经束。此时出血往往提示进入了错误的解剖平面，经肛门手术组应意识到这一关键点，应及时纠正解剖平面，避免损伤前列腺和血管神经束。

（三）腹腔和经肛门手术区域的贯通

1. 解剖区域　充分游离直肠后方间隙，有利于直肠前方游离平面与腹腔手术组游离区域的贯通。在经肛门手术组与腹腔手术组贯通之后，腹腔手术组可以向头侧牵拉直肠，协助经肛门手术组完成直肠切除。

2. 标本取出　完成直肠游离之后，移除 GelPOINT® 套管盖子，经肛门拖出直肠和结肠，冲洗盆腔，腹腔手术组将回肠储袋置于盆腔，经肛门手术组牵拉回肠储袋，取出 GelPOINT® 套管，评估回肠储袋能否达到吻合的要求。

（四）吻合

1. 经肛门手术组　因为吻合口存在张力会增加术后吻合口瘘的风险，所以此时应根据吻合张力情况进一步决定是否切除直肠黏膜。如果担心吻合口张力高，可选择直接将回肠储袋手工缝合到剩余的直肠上；如果吻合口无张力，可在部分或全部切除直肠黏膜后使用 2-0 Chromic 或 Vicryl 缝线将回肠储袋手工缝合到剩余的直肠或齿状线上。可以选择双荷包的方式进行吻合：腹腔组经回肠造口处提出回肠储袋，缝制荷包，将输液管固定在抵钉座上，引导回肠储袋进入盆腔，与经肛门手术组吻合器的远端荷包对接，固定远端荷包，收紧吻合器，激发并完成吻合。

2. 腹腔手术组　在经肛门手术组进行吻合的同时，腹腔手术组还要进行如下手术操作：盆腔放置负压引流管，经腹壁引出；行双侧腹腔镜下 TAP（腹横平面）阻滞；扩大右下腹 Trocar 孔，取回肠储袋近端 40cm 处小肠，行回肠造口术。

六、总结

采用 TaTME 入路方式行回肠储袋 - 肛管吻合术是可行的，但其短期疗效和长期生存情况尚需进一步的研究验证。

主要参考文献